Memorix AINS

ERRATUM

Aufgrund eines bedauerlichen Irrtums wurde auf **S**
fehlerhafte Dosierungsangabe abgedruckt.

Richtig ist:
Dobutamin
• Anfangsdosierung: 2 - 4 µg/kg KG/Minute

Des Weiteren beachten Sie bitte folgende Ergänzung

Argatroban
Die Empfehlung für die Anfangsdosierung in Höhe von
KG/Minute wird von der Herstellerfirma derzeit überp
Erfahrungen zeigen, dass bei Intensivpatienten als Anf
unter engmaschigen PTT-Kontrollen zunächst nur **0,5 -**
KG/Minute gewählt werden sollte.

MEMORIX AINS
Intensivmedizinische Methoden
Jürgen Schwuchow, Clemens-Alexander Greim
ISBN 978-3-13-143031-1
Georg Thieme Verlag KG Stuttgart • New York 2006

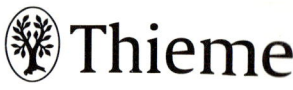

Intensivmedizinische Methoden

Jürgen Schwuchow
Clemens-Alexander Greim

22 Abbildungen
43 Tabellen

Georg Thieme Verlag
Stuttgart · New York

Anschriften

Prof. Dr. med. Clemens-Alexander Greim
Klinik für Anästhesiologie, Intensiv- und
Notfallmedizin
Klinikum Fulda gAG
Pacelliallee 4
36043 Fulda

Dr. med. Jürgen Schwuchow
Klinik für Anästhesiologie, Intensiv- und
Notfallmedizin
Klinikum Fulda gAG
Pacelliallee 4
36043 Fulda

*Bibliographische Information –
Deutsche Nationalbibliothek*

Die Deutsche Nationalbibliothek verzeichnet diese Publikation in der Deutschen Nationalbibliographie; detaillierte bibliographische Daten sind im Internet über http://dnb.ddb.de abrufbar

© 2006 Georg Thieme Verlag KG
Rüdigerstraße 14
D-70469 Stuttgart
Telefon: + 49/0711/8931-0
Unsere Homepage: http://www.thieme.de

Printed in Germany

Zeichnungen: Angelika Brauner
Hohenpeißenberg
Umschlaggestaltung:
Thieme Verlagsgruppe
Umschlagfoto:
© medicalpicture/Schröder 10/11
Satz: Hagedorn Kommunikation GmbH
Viernheim
Gesetzt auf 3B2
Druck: Druckhaus Götz GmbH
Ludwigsburg

ISBN 3-13-143031-1   1 2 3 4 5 6
ISBN 978-3-13-143031-1

Wichtiger Hinweis: Wie jede Wissenschaft ist die Medizin ständigen Entwicklungen unterworfen. Forschung und klinische Erfahrung erweitern unsere Erkenntnisse, insbesondere was Behandlung und medikamentöse Therapie anbelangt. Soweit in diesem Werk eine Dosierung oder eine Applikation erwähnt wird, darf der Leser zwar darauf vertrauen, dass Autoren, Herausgeber und Verlag große Sorgfalt darauf verwandt haben, dass diese Angabe **dem Wissensstand bei Fertigstellung des Werkes** entspricht.
Für Angaben über Dosierungsanweisungen und Applikationsformen kann vom Verlag jedoch keine Gewähr übernommen werden. **Jeder Benutzer ist angehalten,** durch sorgfältige Prüfung der Beipackzettel der verwendeten Präparate und gegebenenfalls nach Konsultation eines Spezialisten festzustellen, ob die dort gegebene Empfehlung für Dosierungen oder die Beachtung von Kontraindikationen gegenüber der Angabe in diesem Buch abweicht. Eine solche Prüfung ist besonders wichtig bei selten verwendeten Präparaten oder solchen, die neu auf den Markt gebracht worden sind. **Jede Dosierung oder Applikation erfolgt auf eigene Gefahr des Benutzers.** Autoren und Verlag appellieren an jeden Benutzer, ihm etwa auffallende Ungenauigkeiten dem Verlag mitzuteilen.

Vorwort

Die Komplexität der operativen Intensivmedizin beinhaltet zahlreiche medizinische, ethische, technische und organisatorische Aspekte und ist in einem Buch im Kitteltaschenformat kaum abzubilden. Deshalb bieten die meisten kurz gefassten Werke zur Intensivmedizin oft nur „Kochrezepte", die der eigenen klinischen Erfahrung entspringen und an anderer Stelle nur bedingt übertragbar sind.

Mit dem vorliegenden Buch wollen wir eine Brücke schlagen zwischen den langjährig an unserer Klinik praktizierten Vorgehensweisen und den aktuellen leitlinienorientierten Therapiekonzepten, die den Empfehlungen der Fachgesellschaften entsprechen und bei häufig auftretenden intensivmedizinischen Krankheitsbildern zur Anwendung kommen. Das Buch ist somit ein Leitfaden für die stationsärztliche Tätigkeit und soll als knapp gehaltenes informationsreiches Nachschlagewerk der ärztlichen Orientierung in der täglichen Routine dienen, aber auch der Facharztausbildung und der speziellen Weiterbildung in der Intensivmedizin zuträglich sein.

Am Klinikum Fulda wird der vorliegende Leitfaden mit dem Charakter von Verfahrensanweisungen als so genanntes Mitgeltendes Dokument im Qualitätsmanagementhandbuch der Klinik für Anästhesiologie, Intensiv- und Notfallmedizin mitgeführt. Indem er eine Vielzahl der fachlichen Standards an unserer Klinik definiert, erleichtert er die tägliche Arbeit auf der Intensivstation erheblich und trägt wesentlich zur Prozess- und Ergebnisqualität bei.

Prof. Dr. med. C.-A. Greim
Dr. med. J. Schwuchow
Juli 2006

Arzneimitteldosierungen müssen auf Richtigkeit überprüft werden.

Inhalt

Organisation

1 Ausbildungsinhalte

1.1 Vorbemerkung

Die Ausweitung intensivmedizinischer Kenntnisse und Verfahren sowie die erhebliche Belastungszunahme des Personals durch administrative Tätigkeiten bei gleichzeitiger, durch den ökonomischen Druck verursachter Personalknappheit hat dazu geführt, dass eine gute und systematische Ausbildung in der Intensivmedizin in den letzten Jahren schwieriger geworden ist. Dazu trägt paradoxerweise auch bei, dass die technischen Geräte (Überwachungsmonitore, Beatmungsgeräte, Nierenersatzgeräte usw.) in ihrer Anwendung immer komfortabler, sicherer und dem Anwender gegenüber fehlertoleranter geworden sind. Dadurch muss sich der Anfänger scheinbar weniger mit den pathophysiologischen Grundlagen sowie den jeweiligen diagnostischen und therapeutischen Methoden beschäftigen. Ein unzureichendes Grundlagenverständnis und/oder eine unvollständige Kenntnis der technischen Möglichkeiten der Überwachungs- und Behandlungsgeräte führen aber unweigerlich zu Fehlern, sobald sich eine über die Routine hinausgehende Problematik eingestellt hat.

Auf jeder Intensivstation sollte daher eine auf die jeweilige Ausrüstung und das jeweilige Behandlungsspektrum abgestimmte Checkliste existieren, die
- der Einarbeitung von Assistenzärzten in die **nichtspezielle (anästhesiologische) Intensivmedizin** während der Facharztweiterbildung und
- der Vorbereitung für die Übernahme von Nacht- und Wochenenddiensten auf der Intensivstation dient.

Anhand einer solchen Liste kann der Anfänger für seine intensivmedizinische Ausbildung selber einen Teil der Verantwortung übernehmen. Im folgenden Abschnitt ist ein Beispiel für eine solche Checkliste aufgeführt, die entsprechend der örtlichen und fachlichen Gegebenheiten angepasst werden kann. Darüber hinaus gelten natürlich die von den Landesärztekammern aufgestellten Weiterbildungskataloge.

1.2 Checkliste für den Weiterbildungsanfänger in der Intensivmedizin

Routinearbeiten, organisatorischer Ablauf

- ☐ Grundsätzliche Hygieneregeln,
- ☐ Patientenaufnahme und Patientenverlegung einschließlich der Erstellung der entsprechenden Dokumentation,
- ☐ körperliche Untersuchung des Intensivpatienten einschließlich der Erhebung des Neurostatus,
- ☐ Erhebung von Patienten-Scores,

☐ tägliche Routinedokumentation (gegebenenfalls in elektronischer Form):
 – ärztliche Untersuchungsergebnisse,
 – Therapieplan/Verordnungsbogen,
 – Diagnosen- und Therapienerfassung für Langlieger,
 – Infektionsbogen (Beispiel in Abb. 8.1),

 – _____
 – _____
 – _____
 – _____
 – _____
 – _____

Elektronische Datenverarbeitung (EDV)

☐ Umgang mit dem ITS-Dokumentationsprogramm,
☐ Umgang mit dem Krankenhausinformationssystem,
☐ Nutzung des Laborprogramms,
☐ Prozeduren- und Diagnosenerfassung nach OPS und dem ICD-10,
☐ Bewertung der Beatmungszeiten nach DRG-Relevanz,
☐ Patientenaufnahme und -verlegung,
☐ Nutzung von Hilfsmitteln (Rote Liste, Wörterbücher, Internet, Intranet).

Ausrüstung der mobilen Stationseinrichtungen

☐ Intubationswagen,
☐ Katheterwagen,
☐ Bronchoskopwagen,
☐ Notfallwagen.

Gerätebedienung und -nutzung

☐ Beatmungsgeräte:

 – _____
 – _____
 – _____

☐ Transportbeatmungsgeräte:
 – _____,
 – _____;

☐ Vitaldatenmonitore:
 – Bettplatzgerät:

  _____;

 – Grundeinstellungen: Alarmeinstellungen, Trenddarstellungen, Hämodynamik-
  programm, Papierausdruck;
☐ Monitorzentrale;
☐ Transportmonitore:

 – _____,

 – _____;

☐ Defibrillator (Notfallwagen);
☐ externe Schrittmacher:
 – Einkammergeräte,
 – Zweikammergeräte,
 – transvenöse Elektroden,
 – externe Schrittmacher für Pulmonaliskatheter,
 – externe Schrittmacher für Schleusen,
 – transkutane Elektroden;
☐ Bronchoskop:
 – Geräteanwendung,
 – Geräteaufbereitung;
☐ Herzzeitvolumen-(HZV-)Monitore:
 – Modul im Vitaldatenmonitor,
 – Stand-alone-Geräte:

  _____;

 – PiCCO:

  _____;

 – SvO$_2$-Monitor:

  _____;

☐ Hämofiltrationsgeräte:

 – _____,

 – _____;

☐ Bilanzierungswaage (z. B. zur Blasenspülung);
☐ Sonographiegeräte:

– _____
– _____;

☐ intraaortale Ballonpumpe.

Manuelle Tätigkeiten

☐ Endotracheales Absaugen bei Intubierten und Nichtintubierten,
☐ nasale Intubation,
☐ Bronchoskopie,
☐ Pulmonaliskatheterisierung,
☐ arterielle und venöse Katheterisierung der Leistengefäße,
☐ Legen von Shaldon-Kathetern,
☐ Legen von Thoraxdrainagen,
☐ Pleuraeinmalpunktion,
☐ Legen von Silikonmagensonden,
☐ suprapubische Blasenkatheterisierung,
☐ Assistenz bei der dilatativen Tracheostomie,
☐ Verbandswechsel,
☐ Stomapflege, retrograde Einläufe,
☐ Asservierung von Untersuchungsmaterial für Bakteriologie und Pathologie:
 – Trachealsekrete,
 – Wundabstriche,
 – Urin,
 – Punktate,
 – Blutkulturen;

☐ _____;
☐ _____;
☐ _____

Theoretische Grundlagen

☐ Enterale und parenterale Ernährungsschemata,
☐ medikamentöse Prophylaxen,
☐ Analgosedierungsschemata, Pharmakologie zentral wirksamer Medikamente,
☐ Antibiotikatherapie,
☐ Beatmungstherapie:
 – kontrollierte druck- oder volumenorientierte Beatmung,
 – assistierende Beatmungsverfahren,
 – Berechnung beatmungsrelevanter Ventilationsgrößen,
 – Respiratorentwöhnung;

□ kardiozirkulatorische Therapie:
  – Pharmakologie von Katecholaminen, Phosphodiesterasehemmern sowie Vor- und Nachlastsenkern,
  – stationsspezifische Schemata für kardiochirurgische und septische Patienten,
  – Hämodynamik,
  – Berechnung und Interpretation der Rechtsherzkatheterbefunde,
  – Berechnung und Interpretation transkardiopulmonaler Indikatorverfahren,
  – Berechnung und Interpretation von Sauerstofftransport und -verbrauch;
□ hirnprotektive Therapie und Hirndrucktherapie:
  – physiologische Grundlagen,
  – stationsspezifische Schemata bei den verschiedenen neurochirurgischen Krankheitsbildern;
□ Grundlagen der Nierenersatztherapie:
  – Prinzip von Dialyse, Hämofiltration und Hämodiafiltration,
  – intermittierende versus kontinuierliche Verfahren,
  – physikalische Grundlagen einer pumpenbetriebenen Nierenersatztherapie.

1.3 Weiterbildung in Spezieller (z. B. Anästhesiologischer) Intensivmedizin

Die sich in der fakultativen Weiterbildung befindlichen Kollegen und Kolleginnen sollen die im oben angegebenen Einarbeitungskatalog aufgezählten theoretischen und praktischen Grundlagen während ihrer Weiterbildungszeit vertiefen und umsetzen, dabei jüngere Kollegen anleiten und an der Weiterentwicklung der Stationsrichtlinien durch Literaturrecherche, Kongressteilnahmen usw. mitwirken. An technischen Fertigkeiten kommt die selbstständige Durchführung der

● Punktionstracheotomie und der
● transösophagealen Echokardiographie

hinzu, wobei für letztere durch entsprechende Kursteilnahmen die Zertifizierung anzustreben ist.

Es muss auf die sorgfältige Dokumentation der in den Richtlinien der jeweiligen Landesärztekammer vorgegebenen Weiterbildungsinhalte geachtet werden. Zu diesem Zweck gibt es einen standardisierten Weiterbildungsnachweis der DGAI, der auf der Intensivstation vorgehalten werden muss. Die Dokumentation sollte bereits während der Weiterbildungszeit zum Facharzt begonnen werden, weil für die fakultative Weiterbildung auch *vor* der Facharztprüfung erbrachte Leistungen anerkannt werden.

2 Administration von Patientendaten

2.1 EDV-Programme

Die auf der Station zu erhebenden statistischen und administrativen Patientendaten dienen

- einerseits der Leistungserfassung und der internen, gegebenenfalls auch der externen Qualitätssicherung,
- andererseits der Prozeduren- und Diagnosenerfassung zur DRG-Einstufung der Patienten.

Diese Aufgaben sind ohne entsprechende Softwarelösungen nicht zu bewältigen. Dabei ist auf eine weitgehende Kopplung beider Aspekte zu achten, da das ärztliche Personal in der Regel zwar durchaus an der Qualitätssicherung (und -darstellung!) der eigenen Leistung interessiert ist, nicht aber an dem bürokratischen Aufwand der ökonomischen Leistungsabrechnung nach dem DRG-System. Im Idealfall wird daher die letztgenannte Aufgabe durch die Software so weit wie möglich im Hintergrund ausgeführt. Meistens existieren dafür mehrere miteinander mehr oder weniger gut vernetzte Programme:

- Das **Krankenhausinformationssystem (KIS)** stellt in der Regel die Stammdaten der Patienten sowie die Informationen über die vorangegangenen Klinik- bzw. Stationsaufenthalte zur Verfügung. Die Anbindung an das Labor und die technischen Untersuchungsbereiche sowie die Archivierung aller Arztbriefe sind wünschenswerte Merkmale eines KIS. In der Regel müssen darüber hinaus alle abzurechnenden Prozeduren und Diagnosen im KIS erfasst und den Kostenträgern übermittelt werden. Im Zuge integrierter Lösungen werden in die Krankenhausinformationssysteme zunehmend Module eingebunden, die auch den spezifischen Erfordernissen des Operationsbetriebs und der Intensivtherapie nachkommen. Stehen solche Module nicht zur Verfügung, ist eine
- **intensivtherapiespezifische Software** (z. B. Abb. 2.1 und 2.2) erforderlich, mit deren Hilfe
  - Kurven, Therapiepläne, Aufnahme- und Verlegungsberichte erstellt,
  - Scores sowie der Kerndatensatz Intensivmedizin der DIVI erhoben und
  - alle intensivmedizinisch relevanten Diagnosen und Prozeduren zeitnah erfasst werden.
  - Neben den Patientendatenmanagementsystemen (PDMS), die eine „papierlose Intensivstation" zum Ziel haben, sind mittlerweile die so genannte **Hybridsysteme** etabliert, welche die papiergebundene und papierlose Dokumentation koppeln, dadurch erheblich kostengünstiger sind und eine weitgehende Beibehaltung gewohnter und rationaler Arbeitsabläufe zulassen.
- Als drittes ist eine **Kodiersoftware** (z. B. DIACOS oder KODIP) erforderlich, die als Plug-in in das KIS und (falls vorhanden) in die intensivtherapiespezifische Software eingebunden ist.

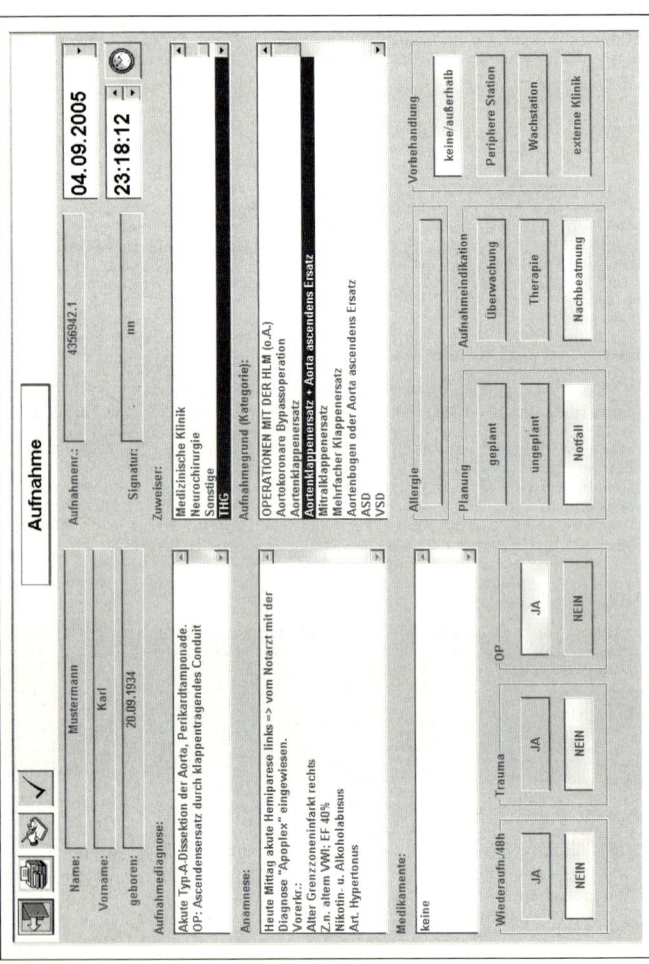

Aufnahme

Name:	Mustermann
Vorname:	Karl
geboren:	20.09.1934

Aufnahmenr.:	4356942.1
	04.09.2005
Signatur:	nn
	23:18:12

Aufnahmediagnose:

Akute Typ-A-Dissektion der Aorta, Perikardtamponade.
OP: Ascendensersatz durch Klappentragendes Conduit

Anamnese:

Heute Mittag akute Hemiparese links => vom Notarzt mit der
Diagnose "Apoplex" eingewiesen.
Vorerkr.:
Alter Grenzzoneninfarkt rechts
Z.n. altem VWI; EF 40%
Nikotin- u. Alkoholabusus
Art. Hypertonus

Medikamente:

keine

Zuweiser:

Medizinische Klinik
Neurochirurgie
Sonstige
THG

Aufnahmegrund (Kategorie):

OPERATIONEN MIT DER HLM (o.A.)
Aortokoronare Bypassoperation
Aortenklappenersatz
Aortenklappenersatz + Aorta ascendens Ersatz
Mitralklappenersatz
Mehrfacher Klappenersatz
Aortenbogen oder Aorta ascendens Ersatz
ASD
VSD

Allergie

Planung

geplant
ungeplant
Notfall

Aufnahmeindikation

Überwachung
Therapie
Nachbeatmung

Vorbehandlung

keine/außerhalb
Periphere Station
Wachstation
externe Klinik

Wiederaufn./48h

JA
NEIN

Trauma

JA
NEIN

OP

JA
NEIN

◀ Abb. 2.1 Aufnahmeformular der Intensivstationssoftware. Ein Papierausdruck ist erst möglich, nachdem alle statistisch erforderlichen Angaben gemacht worden sind (its-data, HERMES-Systeme, Wildeshausen).

2.2 Beispiel für den Arbeitsablauf

- Die Patientenidentifikation sowie das exakte Aufnahmedatum und das Verlegungs- oder Entlassungsdatum werden vom Pflegepersonal über das KIS erfasst.
- Für das ärztliche Personal fallen unterschiedliche administrative Aufgaben an, je nachdem ob ein Patient in das Krankenhaus stationär *aufgenommen*, von einer anderen Station des Hauses auf die Intensivstation *übernommen*, von der Intensivstation innerhalb des Krankenhauses *verlegt* oder aus dem Krankenhaus *entlassen* wird.

Patientenaufnahme, Patientenübernahme

- Bei jeder Übernahme auf die Intensivstation wird mit Hilfe des KIS oder der stationsspezifischen Software ein **Aufnahmebericht** erstellt. Dies sollte programmtechnisch nur möglich sein, nachdem die Eingabe der zum Kerndatensatz Intensivmedizin gehörenden Daten erfolgt ist. Auf diese Weise wird die Vollständigkeit der Daten für die Qualitätssicherung gewährleistet.
- Handelt es sich zugleich um die stationäre Aufnahme eines Patienten in das Krankenhaus, wird zusätzlich eine Aufnahmeanzeige für den Kostenträger erstellt, in der eine Aufnahmediagnose definiert sowie die voraussichtliche Behandlungsdauer in Tagen angegeben werden muss.

Patientenverlegung

- Der obligate **Verlegungsbericht** wird wiederum mit Hilfe des KIS oder der stationsspezifischen Software erstellt. Hier muss ebenfalls programmseitig sichergestellt sein, dass der Verlegungsbericht erst bearbeitet werden kann, nachdem alle erforderlichen Eingaben zum Kerndatensatz Intensivmedizin gemacht worden sind.
- Zusammen mit der Abfassung des Verlegungsberichts werden die im Verlauf der Intensivbehandlung angefallenen Prozeduren- und Diagnosenkodes mit Hilfe der Kodiersoftware vervollständigt und die angefallenen Beatmungsepisoden in Hinblick auf ihre DRG-Relevanz bewertet und gekennzeichnet.
- Die Prozedurenkodes für die intensivmedizinische Komplexbehandlung werden von der Software aus den ermittelten Scores automatisch berechnet.
- Prozeduren- und Diagnosenkodes sowie die Auflistung aller Beatmungsepisoden einschließlich ihrer Bewertung sind Teil des Verlegungsberichts (gegebenenfalls in Form eines automatisch generierten **administrativen Datenblattes**; z. B. Abb. 2.**3**) oder werden direkt in elektronischer Form an das KIS übermittelt. Diese Daten dienen später den weiterbehandelnden und den Patienten schließlich entlassenden Kollegen dazu, die endgültige Kodierung im DRG-System vorzunehmen.

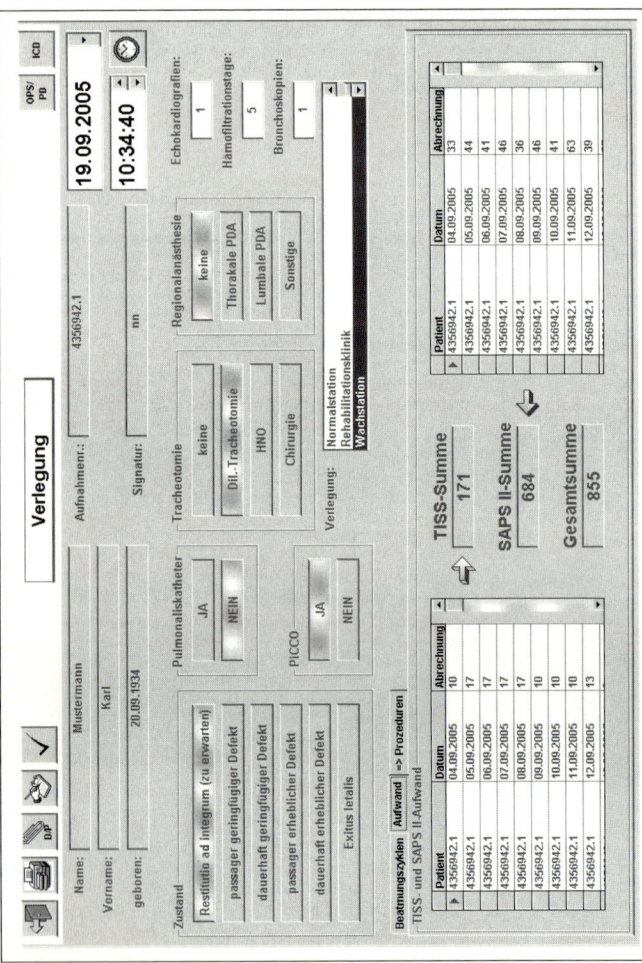

◄ Abb. 2.2   Verlegungsformular der Intensivstationssoftware. Der schriftliche Verlegungsbericht lässt sich erst erstellen, nachdem in diesem Formular alle statistisch erforderlichen Angaben gemacht worden sind. Im unteren Teil werden wahlweise die im Behandlungsverlauf durchgeführten Beatmungen, die angefallenen Aufwandspunkte oder die Aufwandsprozeduren dargestellt (its-data, HERMES-Systeme, Wildeshausen).

Patientenentlassung

- Im Todesfall müssen der **Leichenschauschein** ausgefüllt und mit den Angehörigen die Frage der (immer anzustrebenden!) Obduktion geklärt werden. Bei Einverständnis wird in der Regel ein schriftlicher **Sektionsauftrag** für das Pathologische Institut ausgestellt.
- Das Gesprächsergebnis mit den Angehörigen sowie die erledigten Verwaltungsaufgaben werden mit Datum und Unterschrift auf dem auch in diesem Fall anzufertigenden Verlegungsbericht vermerkt, um die Weitergabe dieser Informationen im Schichtdienst zu gewährleisten.
- Abschließend werden mit Hilfe des oben beschriebenen administrativen Datenblattes, des elektronisch übermittelten Datensatzes und/oder des Verlegungsberichts vom DRG-Beauftragten der Station die endgültige DRG-Einstufung und Fallprüfung vorgenommen sowie ein **Entlassungsschein** für den Kostenträger erstellt.

ITS: Diagnosen und Prozedurenerfassung

Mustermann, MARTIN

ITS - Aufenthalt   **21.08.2005 20:13**   **bis**   **04.09.2005 13:45** | Wachstation |

Diagnosen

4355570.1	04.09.2005 15:00:34	– SDH (Subduralhämatom) traumatisch	S06.5	HD
4355570.1	04.09.2005 15:00:34	– Lange Bewußtlosigkeit [>24 Std.] mit Rückkehr zum vorher bestehenden Bewußtseinsgrad	S06.72!	HD
4355570.1	04.09.2005 15:00:34	– Entzugssyndrom mit Delir durch Hypnotika	F13.4	
4355570.1	04.09.2005 15:00:34	– Magen-Darmatonie	K31.88	ND
4355570.1	30.08.2005 12:33:02	– Pneumonie durch Staphylokokken	J15.2	NI

Prozeduren

4355570.1	25.08.2005 17:45	– Cystofixanlage	5-572.1
4355570.1	22.08.2005 11:12	– Lagerungsbehandlung (Bauchlage, SHT, Spezialbett)	8-390
4355570.1	21.08.2005 20:40	– Offenhalten des Luftwegs durch Intubation	8-701
4355570.1	21.08.2005 22:13	– ZVK: Anlage	8-831.0
4355570.1	27.08.2005 18:21	– ZVK: Anlage	8-831.0
4355570.1	27.08.2005 18:21	– ZVK: Entfernen mit Bakteriologie	8-831.4
4355570.1	21.08.2005 21:15	– Hirndruckmonitoring	8-922
4355570.1	30.08.2005 01:16	– Monitoring mit ZVD	8-931
4355570.1	04.09.2005 13:48	– 185 - 552 Punkte	8-980.1

Pflegediagnosen

4355570.1	22.08.2005 13:15	– Prophylaxen (Pneumonie, Thrombose)	Z29.8
4355570.1	22.08.2005 16:32	– Versorgung und Kontrolle von Verbänden, Nähten	Z48.0

Beatmung

4355570.1	21.08.2005 20:44:00	– 02.09.2005 09:09:00	277,00	+

Beatmung (aufgerundet)

4355570.1	– DRG - relevante Beatmungszeit:	277,00

TISS

4355570.1	21.08.2005	–	14	P.
4355570.1	22.08.2005	–	14	P.
4355570.1	23.08.2005	–	14	P.
4355570.1	24.08.2005	–	14	P.
4355570.1	25.08.2005	–	14	P.
4355570.1	26.08.2005	–	14	P.
4355570.1	27.08.2005	–	14	P.
4355570.1	28.08.2005	–	14	P.
4355570.1	29.08.2005	–	19	P.
4355570.1	30.08.2005	–	14	P.
4355570.1	31.08.2005	–	14	P.
4355570.1	01.09.2005	–	14	P.
4355570.1	02.09.2005	–	10	P.
4355570.1	03.09.2005	–	5	P.

| 4355570.1 | Zwischensumme | – | | 188 | P. |
| 4355570.1 | Gesamtpunkte | – | | 188 | P. |

SAPS

4355570.1	21.08.2005	–		18	P.
4355570.1	22.08.2005	–		18	P.
4355570.1	23.08.2005	–		24	P.
4355570.1	24.08.2005	–		25	P.
4355570.1	25.08.2005	–		22	P.
4355570.1	26.08.2005	–		25	P.
4355570.1	27.08.2005	–		21	P.
4355570.1	28.08.2005	–		28	P.
4355570.1	29.08.2005	–		25	P.
4355570.1	30.08.2005	–		24	P.
4355570.1	31.08.2005	–		21	P.
4355570.1	01.09.2005	–		27	P.
4355570.1	02.09.2005	–		21	P.
4355570.1	03.09.2005	–		23	
4355570.1	Zwischensumme	–		322	P.
4355570.1	Gesamtpunkte	–		322	P.

TISS/SAPS-Summe

| 4355570.1 | Gesamtpunkte | – | | 510 | P. |

		Name	Unterschrift
Verlegungszeiten in CareCenter erfasst	☐	_____	_____
Codes in CareCenter erfasst	☐	_____	_____

Abb. 2.**3** Ausdruck der im Intensivbehandlungsverlauf angefallenen DRG-relevanten Diagnosen und Prozeduren (its-data, HERMES-Systeme, Wildeshausen).

3 Betreuungsverfahren

3.1 Betreuungsverfügung (§ 1901a BGB)

- Für nicht einwilligungsfähige Patienten muss vom Vormundschaftsgericht ein Betreuer eingesetzt werden. Dieser Betreuer entscheidet im Rahmen seines Aufgabenkreises (hier die medizinischen Belange betreffend) für den Betreuten (Patienten).
- In der Regel werden dafür nahe stehende Personen benannt. Bei der Benennung ist zu bedenken, dass Nahestehende in kritischen Situationen besonders schweren Belastungen und Konflikten ausgesetzt sein können. Es sollte niemand bestimmt werden, ohne dass mit ihm rechtzeitig und ausführlich über die anstehenden Aufgaben gesprochen wurde.
- Sind keine Angehörigen bekannt oder in der Lage, diese Aufgabe zu erfüllen, wird vom Gericht ein Betreuer bestellt.

3.2 Einwilligungsunfähigkeit

Einwilligungsfähigkeit eines Patienten liegt vor:
- bei geistiger Behinderung, bei psychischer Erkrankung sowie unter dem Einfluss auf das Zentralnervensystem einwirkender Substanzen;
- wenn der Patient nicht erfassen kann,
  – welche Therapien zur Entscheidung/Einwilligung anstehen;
  – welche Folgen oder Risiken sich aus der Entscheidung ergeben;
  – welche (gegebenenfalls weniger belastende) Alternativen es zur Erreichung der angestrebten Therapieziele gibt;
  – welchen Wert oder Rang seine eigenen, von der Entscheidung berührten Interessen und Güter besitzen.
- oder wenn der Patient zwar die erforderlichen Einsichten hat, aber nicht in der Lage ist, sich selbst nach diesen Einsichten zu bestimmen.

3.3 Praktische Folgen für die Intensivstation

- *Allen* Patienten, die voraussichtlich über einen längeren Zeitraum auf der Intensivstation behandelt werden, einwilligungsunfähig sind und sich weiteren invasiven Maßnahmen (Tracheotomie, Folgeoperationen, wiederholten Revisionen) unterziehen müssen, ist ein Betreuer zur Seite zu stellen.
- Der Antrag auf Betreuung sollte möglichst *frühzeitig* nach Rücksprache mit dem zuständigen Oberarzt beim Amtsgericht beantragt werden.
- Zu diesem Zweck sollten auf der Station entsprechende Vordrucke vorgehalten werden, deren Form mit dem jeweiligen Amtsgericht vereinbart wurde und die ausgefüllt sowie anschließend per Fax an das Amtsgericht gesandt werden.
- Benötigt werden dazu die Diagnose der Erkrankung des Patienten sowie Vor- und Nachname, Geburtsdatum, genaue Anschrift und Telefonnummer des vorgeschlagenen Betreuers.

● Vom Amtsgericht erfolgt – meist ebenfalls per Fax – noch am selben Tag eine schriftliche Bestätigung über die Betreuung. Diese ist den Patientenunterlagen beizufügen.

Telefonnummer des Amtsgerichts:

_____

Faxnummer des Amtsgerichts:

_____

Zuständiger Richter:

_____

4 Hygienerichtlinien für infektiöse Patienten

4.1 Übersicht

- Maßgeblich ist das obligate „Betriebshandbuch Hygiene – Sicherheit – Umwelt" des Krankenhauses.
- Ansprechpartner bei Problemen sind der **Krankenhaushygieniker**:

  – _____ ;

  – Telefonnummer:

  _____ ;

  – Piepsernummer:

  _____ ;

- die **Hygienefachpflegekraft**:

  – _____ ;

  – Telefonnummer:

  _____ ;

  – Piepsernummer:

  _____ ;

- der **hygienebeauftragte Arzt** der Intensivstation:

  – _____ ;

  – Telefonnummer:

  _____ ;

  Piepsernummer:

  _____

- In Tab. 4.1 sind die wichtigsten organisatorischen Hygieneregeln aufgeführt.

Tabelle 4.1 Hygienevorschriften für die meisten der auf der Intensivstation vorkommenden Infektionen
H = Handschuhe, K = Kittel, M = Mundschutz, S = Sonderabfall

Krankheit/Erreger	Übertragung	Isolierung	Schutzmaßnahmen
Aspergillus	Luft, respiratorische Sekrete	Nicht erforderlich	• **K** bei Kontakt mit erregerhaltigem Material • **H** bei Kontakt mit erregerhaltigem Material
Infektiöse Kolitis/Clostridium difficile	Fäzes	Einzelzimmer	• **K** am Bett • **H** bei Kontakt mit erregerhaltigem Material
Gasbrand	Fäzes, Wundsekret	Nicht erforderlich	• **K** und **H** am Bett
Hepatitis A/E	Blut, Urin, Fäzes (serologischer Nachweis: akut Anti-HAV-IgM, chronisch Anti-HAV-IgG, welches lebenslang persistiert)	Akut Einzelunterbringung, Aufhebung der Isolierung 1 Woche nach Auftreten des Ikterus	• **K** am Bett • **H** am Bett • **S**
Hepatitis B/C/D	Alle Körperflüssigkeiten (serologischer Nachweis: akut Hbs-Ag und Anti-HBc-IgM, chronisch Hbs-Ag, Hbe-Ag und HBV-DNA – Anti-Hbs fehlt!)	Nicht erforderlich	• **M**, wenn mit Aerosolbildung oder mit Verspritzen von Blut zu rechnen ist • **K** am Bett • **H** am Bett • **S**

Infektiosität
- Hepatitis B: bei positivem Hbs-Ag-Nachweis Bestimmung von HBV-DNA (sicherer Parameter für Infektiösität)
- Hepatitis C: positiver Anti-HCV-/HCV-RNA-Nachweis (Da ein chronischer Verlauf mit Viruspersistenz sehr häufig ist, sind Hepatitis-C-Patienten immer als infektiös zu betrachten.)

Tabelle 4.1 Fortsetzung

Krankheit/Erreger	Übertragung	Isolierung	Schutzmaßnahmen
Herpes zoster	Nasen- und Rachensekrete, Läsionssekrete, Liquor	Einzelzimmer	**M** • grundsätzlich **K** • **H** bei Patientenkontakt • **S**
HIV	Alle Körperflüssigkeiten	Isolierung in der Regel nicht erforderlich; Ausnahmen: profuse Blutungen, Diarrhöe, hochinfektiöse Sekundärerkrankung	• **M**, wenn mit Aerosolbildung oder mit Verspritzen von Blut zu rechnen ist • **K** am Bett • **H** am Bett • Routineabfallentsorgung
Meningitis	Liquor, Blut, Sekrete	Einzelzimmer	**M** • **K** • **H** • **S** bei Meningoenzephalitis ungeklärter Ätiologie (nicht erforderlich bei Infektion mit Pneumokokken, Streptokokken oder Haemophilus spp.)
Methicillin-resistenter Staphylococcus aureus (MRSA)	Siehe Text		

Tabelle 4.1 Fortsetzung

Krankheit/Erreger	Übertragung	Isolierung	Schutzmaßnahmen
Erysipel, Scharlach, nekrotisierende Weichteilinfektionen/Streptokokken der Gruppe A	Respiratorische Sekrete, Eiter, Drainageflüssigkeiten	Einzelunterbringung empfohlen (bis 48 Stunden nach Beginn einer wirksamen Therapie)	• **M** • **K** • **H** • Routineabfallentsorgung
Tetanus	Wundsekret (Gründliches Händewaschen und übliche Händedesinfektion sind gegen Sporen von Clostridien nicht ausreichend wirksam!)	Nicht erforderlich	• **K** und **H** bei möglichem Kontakt mit erregerhaltigem Material • Routineabfallentsorgung
Tuberkulose	Tröpfcheninfektion; je nach Lokalisation: Eiter, Urin, Liquor, Blut, Fäzes	Einzelunterbringung bei offener Lungentuberkulose und bei fistelnden Tuberkuloseformen; Dauer der Isolierung vom Sputumbefund abhängig (in der Regel 4 Wochen nach wirksamer Therapie keine Infektiösität mehr gegeben), bei Fisteln bis zum Fistelverschluss	• **M** • **K** • **H** bei möglichem Kontakt mit erregerhaltigem Material • **S**

4.2 Methicillinresistenter Staphylococcus aureus (MRSA)

Allgemeines

- Bei begründetem Verdacht oder Nachweis von MRSA bei einem Patienten müssen der Krankenhaushygieniker, das hygienebeauftragte Personal und der diensthabende Oberarzt informiert werden.
- Betroffene Patienten müssen räumlich getrennt von anderen Patienten untergebracht werden, wenn möglich mit Schleuse. Türen geschlossen halten. Kohortenisolierung ist möglich.
- Beim Betreten des Patientenzimmers sind Mundschutz und Kittel zu tragen. **Handschuhe** sind obligat. Zusätzlich gründliche hygienische Händedesinfektion.
- **Transporte** des Patienten sind möglichst zu vermeiden.
- Mindestens einmal täglich Flächendesinfektion der patientennahen Bereiche.
- Stethoskope, Thermometer und Ähnliches sind patientenbezogen zu verwenden.
- Alle am Patienten benutzten Geräte müssen in geschlossenen Behältnissen zur Desinfektion gebracht werden.
- Vor Einleiten der Patientendekontamination ist immer zuerst ein Nasenabstrich beidseits, ein Stirnabstrich und ein Brustbeinabstrich vorzunehmen.
- Abfallentsorgung laut Hygieneplan.
- Bei Beatmungspatienten beim Schlauchsystemwechsel sind die Schläuche besonders gekennzeichnet der Aufarbeitung/dem Gerätepflegezentrum zuzuführen.

Screening

- Eine routinemäßige Untersuchung von Patienten oder medizinischem Personal auf MRSA ist *nicht notwendig*.
- Ein Screening bei Patienten (Abstriche der Nasenvorhöfe und gegebenenfalls des Rachens, der Perinealregion und von Wunden) sollte durchgeführt werden bei:
  - Wiederaufnahme von Patienten mit bekannter MRSA-Anamnese,
  - Aufnahme und Verlegungen von Patienten aus Einrichtungen mit bekanntem endemischen bzw. vermutlichem MRSA-Vorkommen.
- Bei gehäuftem Nachweis von MRSA bei mehreren Patienten (> 2), die in einem räumlichen und zeitlichen Zusammenhang stehen, ist eine Genotypisierung anzustreben. Bei klonaler Identität sollte ein Screening mittels Abstrichen der Nasenvorhöfe und des Rachens aller Patienten der betroffenen Behandlungseinheit sowie des medizinischen Personals, das unmittelbar Kontakt zu den MRSA-Patienten hatte, erfolgen.

Sanierung von Patienten mit MRSA

- Adäquate antibiotische Therapie nur, sofern eine Infektion vorliegt! Die Besiedlung mit MRSA ohne Infektionsnachweis stellt keine Indikation für die systemische Gabe von Antibiotika dar.
- Zur Sanierung einer nasalen MRSA-Besiedlung ist die Applikation von *Mupirocin-Nasensalbe (3-mal täglich über mindestens 3 Tage in beide Nasenvorhöfe)* vorzunehmen. Eine nasale Sanierung reduziert in der Regel auch die Kolonisation an ande-

ren Körperstellen. Alternativ – insbesondere bei Mupirocin-Resistenz – können Präparate mit antiseptischen Wirkstoffen oder anderen lokal applizierbaren Antibiotika mit nachgewiesener Wirksamkeit (z. B. *Bacitracin*) eingesetzt werden.

- Zur Sanierung einer Besiedlung der Haut mit MRSA sind bei intakter Haut antiseptisch wirkende Seifen und Lösungen mit nachgewiesener Wirksamkeit zur Ganzkörperwaschung unter Einschluss der Haare einzusetzen.
- Zur Verhinderung von Rekolonisierungen ist während der Sanierungsmaßnahmen ein täglicher Wechsel von Bettwäsche, Bekleidung und Utensilien der Körperpflege (Waschlappen und Ähnliches), insbesondere nach antiseptischer Ganzkörperwaschung, durchzuführen. Persönliche Gegenstände (Brillen, Rasierer, Zahnbürsten etc.) sind im Zimmer zu belassen und zu desinfizieren bzw. auszutauschen.

Sanierung von Personal mit MRSA

- MRSA-Träger unter dem Personal sollten bis zur nachgewiesenen Sanierung keine Patienten behandeln und pflegen. Bei MRSA-Besiedlung ist eine Sanierung zu empfehlen.
- Zur Erfolgskontrolle der Sanierung sind frühestens 3 Tage nach Abschluss der Sanierungsmaßnahmen je nach Lokalisation entsprechende Kontrollabstriche vorzunehmen. Wird in diesen Kontrollabstrichen kein MRSA mehr nachgewiesen, ist eine Aufnahme der Tätigkeit in der direkten Patientenbetreuung wieder möglich.
- Weitere Kontrollen sind 10 Tage, 1 Monat und 3 Monate nach Therapieende zu veranlassen.

Aufhebung der Isolierung

Für MRSA-kolonisierte bzw. -infizierte Patienten kann die Isolierung aufgehoben werden, wenn frühestens *3 Tage nach Abschluss der Behandlung an 3 aufeinander folgenden Tagen* MRSA-negative Abstriche den Sanierungserfolg bestätigen.

Verlegungen und Transporte innerhalb des Krankenhauses

- Wenn möglich, sollte unmittelbar vor dem Transport ein antiseptisches Baden oder Waschen des Patienten, inklusive Haarwäsche, erfolgen. Der Transport geschieht möglichst als Einzeltransport mit frischer Bett- bzw. Körperwäsche oder Abdeckung.
- Wundinfektionen oder Läsionen sind dicht abzudecken.
- Patienten mit nasopharyngealer Besiedlung müssen einen Mund-Nasen-Schutz tragen. Tansportpersonal und Personal der Funktionsabteilungen muss bei engem Kontakt zu MRSA-Patienten einen frischen Schutzkittel und Handschuhe anlegen sowie nach Kontakt mit MRSA-Patienten die Hände desinfizieren. Die verwendeten Schutzkittel und Handschuhe sind nach diesem Transport bzw. Kontakt zu Patienten sachgerecht zu entsorgen.
- Behandlungs- bzw. Untersuchungsmaßnahmen für MRSA-Patienten sollten möglichst an das Ende des Tagesprogramms gelegt werden. Kontaktflächen sind anschließend zu desinfizieren.
- Unmittelbar nach dem Transport sind alle Kontaktflächen des Transportgeräts bzw. Transportfahrzeugs zu desinfizieren.

5 Patientenscoring

5.1 Gründe für ein Scoringsystem

- Zur Erfassung der Prozess- und Ergebnisqualität auf einer Intensivstation ist die Erhebung eines oder mehrerer Patientenscores unumgänglich (vgl. hierzu: Beschluss des Präsidiums des BDA vom 17.10.2003 und des Engeren Präsidiums der DGAI vom 07.11.2003). Hierbei geht es um die interne und externe Qualitätssicherung, um einen Leistungsnachweis (z. B. für Personalberechnungen) und seit 2005 auch um die Abrechnung im DRG-System.
- Zu den bekanntesten und am weitesten verbreiteten Patientenscores gehören der **APACHE (II oder III)** und der **SAPS II**. Sie dienen vor allem dazu (und sind zu diesem Zweck inzwischen gut validiert), die Erkrankungsschwere des Patienten *zum Aufnahmezeitpunkt auf der Intensivstation* zu erfassen und daraus ein Mortalitätsrisiko zu errechnen. Von unmittelbarem Nutzen für die individuelle Patientenbehandlung sind sie nicht, da ihre prognostische Aussagekraft für therapeutische Entscheidungen im Einzelfall nicht herangezogen werden kann und darf.
- Daneben existieren organbezogene, täglich zu erhebende Scores – **SOFA, Hannover-Intensiv-Score** –, welche die Möglichkeit bieten, bereits vorhandene oder neu aufgetretene Funktionseinschränkungen zu erfassen, ihnen einen Schweregrad zuzuordnen und sie in den zeitlichen Verlauf der Therapie einzuordnen.
- Ein solches Scoresystem ist allein schon deshalb wertvoll, weil bereits die tägliche Erhebung der Daten an sich einen Beitrag zur Qualitätsverbesserung der Intensivtherapie leistet (Martin et al. 2004)!
- Als weiterer täglich zu erhebender Score hat sich der TISS (Therapeutic Intervention Severity Score) etabliert, der in seiner vereinfachten Form als **TISS 28** vom Pflegerpersonal erhoben wird, um den therapeutischen Aufwand für einen Patienten zu erfassen. Trotz einiger Kritikpunkte ist der TISS bei vertretbarem Erhebungsaufwand der bisher am besten validierte Score für Kosten- und Personalberechnungen in der Intensivmedizin.
- Zum **Kerndatensatz Intensivmedizin** gehören zurzeit der SAPS II, der SOFA und der TISS 28. Diese 3 Scores sollten mit Hilfe einer intensivtherapiespezifischen Software erfasst werden, wobei durch eine Schnittstelle mit dem Laborsystem viele Parameter automatisch erhoben werden können.

5.2 SOFA-(Sequential-Organ-Failure-Assessment-) Score

Der SOFA-Score ist in Tab. 5.**1** dargestellt.
 Sowohl eine organbezogene Betrachtung und Auswertung des Scores sind sinnvoll als auch die Analyse des durchschnittlichen und des maximalen Summenwertes während einer Behandlung. Zur Validierung und Aussagekraft dieses Scores siehe Vincent et al. (1998).

Tabelle 5.1 SOFA-Score

Parameter	Punkte				
	0	1	2	3	4
Atmung: paO₂/FiO₂ (mmHg)	> 400	≤ 400	≤ 300	≤ 200 unter Beatmung	≤ 100 unter Beatmung
Gerinnung: Thrombozyten (× 10³/mm³)	> 150	≤ 150	≤ 100	≤ 50	≤ 20
Leberfunktion: Bilirubinspiegel (mg/dl)	< 1,2	1,2 – 1,9	2,0 – 5,9	6,0 – 11,9	≥ 12,0
Kreislauffunktion	Keine Hypotension	Mittlerer arterieller Blutdruck von < 70 mmHg	Dopamin (≤ 5 µg/kg KG/Minute) oder Dobutamin	Dopamin: > 5 µg/kg KG/Minute Suprarenin: ≤ 0,1 µg/kg KG/Minute Arterenol: ≤ 0,1 µg/kg KG/Minute	Dopamin: > 15 µg/kg KG/Minute Suprarenin: > 0,1 µg/kg KG/Minute Arterenol: > 0,1 µg/kg KG/Minute
Funktion des Zentralnervensystems (Glasgow Coma Scale)	15	13 – 14	10 – 12	6 – 9	< 6
Nierenfunktion: Kreatininspiegel (mg/dl)	< 1,2	1,2 – 1,9	2,0 – 3,4	3,5 – 4,9	> 5,0

Die Parameter für "Atmung" verwenden paO₂/FiO₂ (mmHg).

5.3 SAPS (Simplified acute Physiology Score) II

Zunächst wird gemäß Tab. 5.2 der Aufnahmestatus bestimmt, dann anhand von Tab. 5.3 der schlechteste Wert der ersten 24 Stunden nach der Aufnahme auf die Intensivstation ermittelt.

Tabelle 5.2 Aufnahmekriterien des SAPS II

Punkte	0	6	8	9	10	17
Chronische Leiden	–	–	–	Metasta-sierende Neoplasie	Hämato-logische Neoplasie	AIDS
Aufnahme	Geplant chirur-gisch	Medizi-nisch	Ungeplant chirur-gisch	–	–	–
Punkte	0	7	12	15	16	18
Alter (Jahre)	< 40	40 – 59	60 – 69	70 – 74	75 – 79	≥ 80

Tabelle 5.3　SAPS II: Ermittlung des schlechtesten Wertes der ersten 24 Stunden nach der Aufnahme auf die Intensivstation

Punkte	0	1	2	3	4	5	6	7	9	10	11	12	13	26
Herzfrequenz (1/min)	70 – 119	–	40 – 69	–	120 – 159	–	–	≥ 160	–	–	< 40	–	–	–
Systolischer Blutdruck (mmHg)	100 – 199	–	≥ 200	–	–	70 – 99	–	–	–	–	–	–	< 70	–
Temperatur (°C)	< 39	–	–	≥ 39	–	–	–	–	–	–	–	–	–	–
PaO$_2$/FiO$_2$	Keine Beatmung	–	–		–	–	≥ 200	–	100 – 199	–	< 100	–	–	–
Urinausscheidung (ml/Tag)	≥ 1000	–	–	–	500 – 999	–	–	–	–	–	< 500	–	–	–
Harnstoffspiegel (mg/dl)	< 60	–	–	–	–	–	60 – 179	–	–	≥ 180	–	–	–	–
Leukozytenzahl (1/µl)	1000 – 19.900	–	–	≥ 20.000	–	–	–	–	–	–	–	< 1000	–	–
Kaliumkonzentration (mmol/l)	3,0 – 4,9	–	–	≥ 5,0 und < 3,0	–	–	–	–	–	–	–	–	–	–

Tabelle 5.3 Fortsetzung

Punkte	0	1	2	3	4	5	6	7	9	10	11	12	13	26
Natriumkonzentration (mmol/l)	125–144	≥ 145	–	–	–	< 125	–	–		–	–	–	–	–
HCO_3-Konzentration (mmol/l)	≥ 20	–	–	15–19	–	–	< 15	–	–	–	–	–	–	–
Bilirubinspiegel (mg/dl)	< 4	–	–	–	4–6	–	–	–	≥ 6	–	–	–	–	–
Wert auf der Glasgow Coma Scale	14–15	–	–	–	–	11–13	–	9–10	–	–	–	–	6–8	< 6

Allgemeine Therapiemaßnahmen

6 Albuminsubstitution

6.1 Physiologie

- Der **Gesamtkörperbestand an Albumin** beträgt etwa 5 g/kg KG. Davon befinden sich 2 g/kg KG intravasal und 3 g/kg KG extravasal.
- Das intravasale Albumin erzeugt etwa 80 % des kolloidosmotischen Drucks im Plasma.
- Von dem normalen extravasalen Albuminpool kann dem Intravasalraum bei Bedarf etwa 1 g/kg KG zur Verfügung gestellt werden (extravasaler Albuminpuffer), ohne dass dem Organismus dadurch ein Schaden entsteht. Das Auffüllen des intravasalen Albuminpools benötigt eine gewisse Zeit (24 Stunden und länger).
- Die tägliche **Albuminsynthese- und -abbaurate** beträgt etwa 0,2 g/kg KG, entspricht also der Menge von 50–100 ml einer 20 %igen Albuminlösung.
- Fünf Gründe für eine Hypalbuminämie sind denkbar:
  - "Shift" von Albumin aus dem Intravasal- in den Extravasalraum aufgrund einer *kapillären Schrankenstörung.* Der Gesamtkörperalbumingehalt ist also normal (häufigste Ursache!).
  - Verminderte Albuminsyntheserate aufgrund einer chronischen oder akuten *Leberinsuffizienz.*
  - *Kataboles Übergewicht* des Albuminabbaus über die Neusynthese.
  - Albuminverlust durch *Blutung.*
  - Albuminverlust durch *eiweißhaltige Wundsekrete und Lymphverluste* (z. B. Lymphadenektomie, große Malignomoperation, Pankreatitis) oder über die Nieren (*nephrotisches Syndrom*).

6.2 Substitutionsregeln

Große Studien haben gezeigt, dass eine Hypalbuminämie – unabhängig von Ernährungsstatus und Schwere einer Sepsis – in einem hohen Maße mit der Mortalität korreliert (Vincent et al. 2003). Ob daraus Konsequenzen zu ziehen sind, ist indessen noch unklar. Nur in wenigen Studien wurde (ohne statistische Relvanz) ein Rückgang von Komplikationen verzeichnet, wenn der Albuminspiegel bei > 3 g/dl gehalten wurde.

Für die Praxis heißt dies:

- Die Entscheidung für oder gegen eine Albuminsubstitution richtet sich nicht in erster Linie nach dem Serumalbuminspiegel, sondern vor allem nach der zugrunde liegenden (vermuteten) Ursache! Lediglich ein länger bestehender, z. B. durch Malnutrition oder Lymphverlust bedingter *Serumalbuminspiegel von < 2 g/dl* rechtfertigt per se die Albuminsubstitution.
- Solange eine kapillare Schrankenstörung als Ursache der Hypalbuminämie besteht, ist eine Albumingabe kontraindiziert.
- Vor allem bei chronischer, aber auch bei akuter Leberinsuffizienz ist die Albuminsubstitution nicht sinnvoll. Die Syntheserate wird dadurch (genauso wie durch künstliche Kolloide) gedrosselt. Regelgröße ist der intravasale kolloidosmotische Druck!

- Bei anhaltender schwerer Katabolie als Ursache der Hypalbuminämie kann eine Albuminsubstitution notwendig werden, um einer allmählichen Albuminverarmung des Organismus entgegenzuwirken.
- Bei blutungsbedingtem Albuminverlust ist nach oben genannter Modellrechnung eine Substitution frühestens nach Verlust von 50 % des zirkulierenden Blutes (entspricht dem Verlust von 1 g Albumin/kg KG) sinnvoll. Diese Substitution erfolgt aufgrund der im Regelfall begleitenden Verlustkoagulopathie meistens zwangsläufig in Form von Frischplasma, sodass sich in diesen Fällen eine gesonderte Albumingabe erübrigt.
- Bei normal großem extravasalen Albuminpool (das heißt bei ausreichendem Albuminpuffer) kann eine Hypalbuminämie nach Sistieren der Blutung zunächst toleriert werden, da der Albuminspiegel innerhalb von 24 – 48 Stunden der in der Regel wieder ansteigt (s. oben).
- Ausgedehnte Lymphadenektomien oder große Malignomoperationen sowie Lymphfisteln oder der Verlust von eiweißhaltigem Aszites können zu Albuminverlusten führen, die vom Organismus nicht mehr zu kompensieren sind, zumal gerade bei diesen Patienten aufgrund einer vorbestehenden Katabolie der extravasale Albuminpool verringert ist. In diesen Fällen soll eine Albuminsubstitution erfolgen.

7 Analgosedierung

7.1 Konzepte

- Ziel einer differenzierten Analgosedierung ist immer der stress- und schmerzfreie und – wenn irgend möglich – auch der zugleich ansprechbare und kooperative Patient. Dabei werden je nach Patientenbedarf und Situation Hypnosedativa, Opioidanalgetika, periphere Analgetika und Clonidin miteinander kombiniert.
- Standardsedierung bei kurzer Nachbeatmung ist die bolusweise Gabe von Piritramid und Midazolam oder Diazepam.
- Bei zu erwartender längerer Analgosedierung werden Opioide und Sedativa kontinuierlich über Perfusoren verabreicht. Nachteile aller Perfusorverfahren sind die hohen Kosten, die unter Umständen schlechtere Steuerbarkeit sowie die Gefahr von Überdosierungen und langen Überhängen bei unsorgfältigem Gebrauch.

Tabelle 7.**1** Standardmedikation über Perfusoren für die Analgosedierung

Präparat	Konzentration	Dosierung
Propofol	500 mg/50 ml (1%)	5 – 30 ml/Stunde bzw. 0,5 – 4 mg/kgKG/Stunde
Midazolam	100 mg/50 ml	1 – 10 ml/Stunde bzw. 0,03 – 0,3 mg/kgKG/Stunde
Gammahydroxy-buttersäure	10 g/50 ml	4 – 10 ml/Stunde bzw. 10 – 20 mg/kgKG/Stunde
Thiopental	1 g/50 ml	4 – 10 ml/Stunde bzw. 1 – 3 mg/kgKG/Stunde
Methohexital	500 mg/50 ml	4 – 16 ml/Stunde bzw. 0,5 – 2 mg/kgKG/Stunde
Fentanyl	1,5 mg oder 2,5 mg/50 ml	2 – 10 ml/Stunde bzw. 1 – 7 µg/kgKG/Stunde
Sufentanil	250 µg oder 750 µg/50 ml	2 – 6 ml/Stunde bzw. 0,14 – 1,3 µg/kgKG/Stunde
Remifentanil	2 mg/50 ml	5 – 20 ml/Stunde bzw. 0,05 – 0,2 µg/kgKG/Minute
Ketamin	1 g/50 ml	2 – 10 ml/Stunde bzw. 0,5 – 3 mg/kgKG/Stunde
Clonidin	1,5 mg/50 ml	2 – 6 ml/Stunde bzw. 0,8 – 2,4 µg/kgKG/Stunde

- Die Notwendigkeit der Analgosedierung und das Monitoring des erreichten Sedierungsniveaus müssen durch geeignete Maßnahmen engmaschig evaluiert werden.
- Die Dosierung der Perfusoren ist immer *nach unten zu titrieren*, gegebenenfalls in Form von regelmäßigen (täglichen) Auslassversuchen (Kress et al. 2000), sofern dadurch keine Patientengefährdung ausgeschlossen ist.
- Eine tiefe narkoseartige Analgosedierung zum absoluten Vermeiden von kurzfristigem Aufwachen oder Gegenatmen ist auf wenige Indikationen beschränkt (z. B. bei drohender zerebraler Einklemmung oder bei hochgradigem Oxygenierungsversagen).
- Die in Tab. 7.1 genannten Medikamente kommen zur Gabe mittels Perfusor kommen zum Einsatz.

7.2　Anmerkungen zu den Präparaten

Ketamin

- Dem Vorteil der Kreislaufstabilität und der unbeeinträchtigten Darmmotilität stehen bei *Dosierungen von > 1 mg/kgKG/Stunde* trotz gleichzeitiger Midazolam- oder Propofolgabe erhebliche psychomimetische Nebenwirkungen gegenüber, vor allem in der postintensivmedizinischen Phase.
- Trotzdem ist der Einsatz von Ketamin bei allen Patienten im septischen Schock (vor allem bei ursächlicher Peritonitis oder Pankreatitis) sowie beim ARDS (Adult respiratory Distress Syndrome) wegen seiner kreislaufstabilisierenden Wirkung von großem Vorteil.
- In *Dosierungen bis 1 mg/kgKG/Stunde* treten psychomimetische Nachwirkungen nur selten auf. In dieser Dosierung wird Ketamin eingesetzt, um bei längerer Analgosedierung die Toleranzentwicklung gegenüber Opioiden wirksam zu unterdrücken.
- Ketamin kann in niedriger Dosierung (0,5 – 1 mg/kg KG/Stunde) in Kombination mit Propofol vorteilhaft bei weitgehend wachen, spontan atmenden Patienten mit schwerer COLD (chronisch-obstruktive Lungenerkrankung) eingesetzt werden, um eine effektive Broncholyse zu erreichen.
- Ketamin ist als „adjuvante Analgosedierung" auch bei erhöhtem Hirndruck unter Beatmung und entsprechendem Monitoring zugelassen und gerade bei Patienten, bei denen ein hoher zerebraler Perfusionsdruck aufrechterhalten werden muss, zur Einsparung von Vasopressoren sinnvoll.

Fentanyl

- Preisgünstigstes Opiat mit relativ geringer sedativer Komponente, aber ausgeprägter Atemdepression.
- Kumuliert bei hochdosierter und/oder lang andauernder Anwendung, wobei diese Zunahme der kontextsensitiven Halbwertszeit bei Opioiden häufig überschätzt wird.

Sufentanil

- Hat gegenüber Fentanyl die Vorteile der besseren Sedierung, der geringeren Atemdepression bei äquipotenter Analgesie, der geringeren Kumulationstendenz und daher der besseren Steuerbarkeit.
- Auch als Monotherapeutikum bei spontan atmenden Patienten einsetzbar.
- Hauptnachteil gegenüber Fentanyl ist der höhere Preis. Nicht zuletzt deshalb sollte die Dosierung des in Tab. 7.**1** angeführten Perfusors auf 6 ml/Stunde beschränkt bleiben (Äquipotenz zu Fentanyl: 1,5 mg/50 ml = 30 ml/Stunde).

Remifentanil

- Einsatz nur für die kurz- bis mittelfristige tiefe Analgosedierung, z.B. bei schmerzhaften Manipulationen (z.B. Tracheotomie) oder bei stundenweiser kontrollierter Beatmung in Bauchlage.

Midazolam

- Trotz der kurzen Halbwertszeit bei niedrig dosierter bzw. kurzer Anwendung besteht eine hohe Gefahr der Kumulation bei lang andauernder Anwendung (Zunahme der kontextsensitiven Halbwertszeit).
- Relative Kontraindikation ist eine hochgradige Leberinsuffizienz.

> **!** Bei verminderter Leberperfusion durch Schock bzw. Kreislaufinsuffizienz wird Midazolam kaum noch metabolisiert!

- Auch bei Niereninsuffizienz kommt es zu einer Wirkungsverstärkung, da die glukuronidierten Metabolite noch wirksam sind.

Propofol

- Standardsedativum, wenn lange Überhänge vermieden werden sollen.
- Die Fettbelastung spielt in den in Tab. 7.**1** angegebenen Dosierungen in der Regel keine Rolle.
- Aber: In vielen dokumentierten Fällen ist bei Kindern, in sehr seltenen Fällen (umstritten) auch bei Erwachsenen ein ätiologisch unklares „**Propofol-Infusionssyndrom**" mit tödlichem Ausgang beschrieben worden!

> **!** Daher darf bei Kindern bis zum 16. Lebensjahr keine Dauersedierung (> 4 Stunden) mit Propofol erfolgen! Bei Erwachsenen unbedingt die zugelassenen Höchstmengen (< 4 mg/kgKG/Stunde, < 7 Tage) beachten.

Gammahydroxybuttersäure

- Gut verträgliches Sedativum ohne wesentliche Beeinträchtigung des Herz-Kreislauf-Systems oder der Atmung.
- Eine Anwendungsbeschränkung besteht durch die hohe Natriumkonzentration des Präparates, die bei eingeschränkter Nierenfunktion fast regelhaft zur Hypernatriämie führt.
- Metabolisierung zu CO_2 innerhalb von etwa 2 Stunden.
- Wirkungseintritt erst nach 10–15 Minuten. Die Wirkdauer einer Einmaldosis beträgt 2 Stunden.

Barbiturate (Methohexital und Thiopental)

- Negative Inotropie und venöses Pooling können Blutdruckabfall und Reflextachykardie auslösen!
- Induktion mikrosomaler Enzyme.
- Thiopental wird in einer Dosierung bis 5 mg/kg KG/Stunde vor allem zur Hirndrucktherapie verwendet (Barbituratkoma). Nach Möglichkeit immer mit einem EEG-Monitoring (Burst-Suppression-EEG) oder einem Bispektralindexmonitor (BIS-Wert: 0–30) zur Dosissteuerung kombinieren.

7.3   Bewährte Kombinationen

- Opioid + Benzodiazepin oder Propofol
- Opioid + Ketamin + Benzodiazepin oder Propofol
- Opioid + Gammahydroxybuttersäure
- Ketamin + Benzodiazepin
- Zu allen Kombinationen gegebenenfalls zusätzlich Clonidin, falls dies vonseiten des Kreislaufs möglich ist.

7.4   Beispiel zur praktischen Durchführung (Stufenkonzept)

- Stufe 1: **Sufentanil** in einer Dosierung bis 2–3 ml/Stunde (s. oben).
- Stufe 2: **+ Propofol** (bei kurz andauernder Sedierung) oder **+ Midazolam** (bei länger andauernder Sedierung) entsprechend der gewünschten Sedierungstiefe; Steigerung der Sufentanildosis bis auf maximal 6 ml/Stunde bzw. Übergang auf Fentanyl.
- Stufe 3a: **+ Clonidin;**
    - zur Einsparung von Analgetika und Sedativa bei stabilem Kreislauf;
    - immer indiziert bei hohem Sympathikotonus;
    - gut zur Behandlung vegetativer Entzugssymptome bei Reduzierung der Analgosedierung.
- Oder Stufe 3b: **+ Ketamin;**
    - zur Einsparung von Katecholaminen bei instabilem Kreislauf;
    - zur Einsparung von Opioden bei gastrointestinalen Motilitätsstörungen;
    - zur Verminderung der Toleranzentwicklung gegenüber Opioiden.

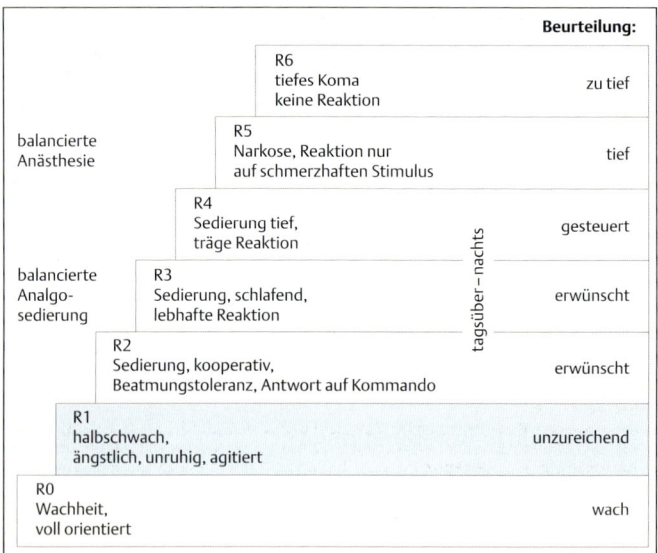

Abb. 7.1   Ramsey-Score.

- Die Steuerung der Analgosedierung erfolgt idealerweise nach einem **Sedierungs-score**. Dabei ist nicht so sehr entscheidend, welcher Score angewendet wird, sondern dass über ein konsequentes Monitoring die Handlungsabläufe zur Analgosedierung überhaupt klar definiert sind (Kong u. Payen 1994).
- Am gebräuchlichsten ist trotz seiner Schwächen nach wie vor der **Ramsey-Score** (Abb. 7.1). Hierzu macht der Arzt auf dem Verordnungsbogen Angaben zur erwünschten Sedierungstiefe (in der Regel Stufe 2). Das Pflegepersonal erhebt den Ramsey-Score, dokumentiert das erzielte Sedierungsniveau in der Kurve und passt die Analgosedierung entsprechend an.

7.5   Beendigung der kontinuierlichen Analgosedierung

Nach einer längeren Phase der Analgosedierung verläuft die Aufwachphase der Patienten (je nach Alter, Dauer der Sedierung, Grunderkrankung, zerebraler Vorschädigung, psychischer Konstitution etc.) individuell sehr unterschiedlich. Daher ist eine flexible Vorgehensweise erforderlich, für die nur wenige Faustregeln aufgestellt werden können:

- **Clonidin** über Perfusor ist in dieser Phase zur Vorbeugung/Behandlung vegetativer Entzugssymptome fast immer von Vorteil.
- Die Opioidzufuhr wird ausschleichend beendet. In der Regel wird eine tägliche Dosisreduktion des Opioidperfusors vorgenommen, dann erfolgt der Übergang auf regelmäßige, *schmerzunabhängige* Piritramidgaben.
- **Benzodiazepine** werden im Sinne einer ebenfalls ausschleichenden Therapie in Form (gegebenenfalls regelmäßiger) Bolusgaben länger wirksamer Substanzen (z. B. **Lorazepam**) gegeben.
- Bei deliranten Symptomen wird entweder **Levopromazin oder Promethazin** mit starker sedierender Wirkung oder **Haloperidol** mit starker antipsychotischer, aber kaum sedierender Wirkung verwendet.
- Der Wiedererlangung eines verloren gegangenen Tag-Nacht-Rhythmus ist durch eine geeignete Steuerung der Medikation hohe Priorität einzuräumen, da die meisten langzeitsedierten Intensivpatienten einen erheblichen Schlafmangel haben.
- Bei manchen Patienten werden **Antidepressiva** erforderlich, z. B. **Clomipramin** mit psychomotorisch eher indifferenter Wirkung, das stärker dämpfend wirkende **Amitriptylin** oder **Doxepim** oder ein bei begleitenden Angstzuständen günstiger selektiver Serotoninwiederaufnahmehemmer (z. B. **Citalopram**). Zu beachten ist, dass die eigentliche antidepressive Wirkung erst nach etwa 10 Tagen einsetzt.

8 Antibiotikatherapie

8.1 Präparate, Standarddosierung beim Nierengesunden

In Tab. 8.1 ist eine *mögliche* Auswahl an Antibiotika für die Intensivtherapie wiedergegeben. Natürlich sind alternative Vertreter in jeder Substanzgruppe möglich.

8.2 Anpassung an eine reduzierte Nierenfunktion

- Folgende Präparate müssen bei Niereninsuffizienz nicht in ihrer Dosis reduziert werden (in alphabetischer Reihenfolge):
  - Amphotericin B,
  - Ceftriaxon,
  - Clindamycin,
  - Doxycyclin,
  - Linezolid,
  - Moxifloxacin,
  - Rifampicin,
  - Voriconazol p. o.
- **Aminoglykoside und Vancomycin** werden nach Blutspiegelkontrollen dosiert (s. unten, 8.5).
- Für die anderen Medikamente gelten die Angaben in Tab. 8.2.

8.3 Indikationen für eine Antibiotikagabe

Um unnötige Antibiotikagaben (z. B. in Form einer „antibiotischen Abdeckung") zu vermeiden, muss jede Antibiotikatherapie klar einer der folgenden 4 Indikationen zugeordnet werden. Die Zuordnung wird auf einem *Infektionsbogen* (z. B. Abb. 8.1) dokumentiert und täglich überprüft.

Prophylaxe

- Immer nur einmalige, manchmal 2-malige Antibiotikagabe mit dem Ziel, bereits vor dem Eindringen von Bakterien in die Blutbahn einen wirksamen Antibiotikaspiegel im Blut zu erzeugen. Beispiele:
  - Endokarditisprophylaxe bei Herzklappenfehlern,
  - Antibiotikaprophylaxe in der Kolonchirurgie.
- Prophylaxeregeln müssen gut standardisiert sein und werden in der Regel von den betreffenden Fachgesellschaften bzw. kliniksintern in fachübergreifender Absprache festgelegt.

Tabelle 8.1   Antibiotikaauswahl für die Intensivtherapie

Wirkstoffe	Präparate (Markennamen)	Dosierungen
Penicilline		
Benzylpenicillin	Penicillin G (Penicillin G)	4-mal 10 Mega
Isoxazolylpenicillin	Flucloxacillin (Staphylex)	3- bis 6-mal 2 g
Aminobenzylpenicilline	Ampicillin (Binotal)	3-mal 2 – 5 g
	Amoxicillin (Augmentan)*	3-mal 2,2 g
Acylureidopenicilline	Mezlocillin (Baypen)	3-mal 4 g
	Piperacillin (Tazobac)**	3-mal 4,5 g
Cephalosporine		
Cephalosporine der I. Generation	Cefazolin (Elzogram)	3-mal 2 g
Cephalosporine der II. Generation	Cefuroxim (Zinacef)	3-mal 1,5 g
	Cefotiam (Spizef)	3-mal 1 g
Cephalosporine der III. Generation	Cefotaxim (Claforan)	3-mal 1 – 2 g
	Ceftriaxon (Rocephin)	1-mal 2 g
Cephalosporine der IV. (?) Generation	Cefepime (Maxipime)	2- bis 3-mal 2 g
Carbapeneme		
	Meropenem (Meronem)	4-mal 0,5 g bis 3-mal 1 g
Aminoglykoside		
	Gentamicin (Refobacin)	1-mal 80 – 360 mg***
	Netilmicin (Certomycin)	Z. B. 1-mal 400 mg***
	Amikacin (Biklin)	1-mal 500 – 1000 mg***
Lincosamide		
	Clindamycin (Sobelin)	3-mal 600 mg

* kombiniert mit Clavulansäure   ** kombiniert mit Tazobactam   *** Spiegelkontrollen

Tabelle 8.**1** Fortsetzung

Wirkstoffe	Präparate (Markennamen)	Dosierungen
Glykopeptidantibiotika		
	Vancomycin	2-mal 1 g
Nitroimidazole		
	Metronidazol (Clont)	2- bis 3-mal 0,5 g
Chinolone		
	Ciprofloxacin (Ciprobay)	2-mal 400 mg
	Levofloxacin (Tavanic)	1- bis 2-mal 500 mg
	Moxifloxacin (Avalox)	1-mal 400 mg
Tetrazykline		
	Doxycyclin (Vibravenös)	1-mal 100 mg
Makrolide		
	Erythromycin (Erythrocin)	2-mal 1,0 g
Sulfonamide		
	Cotrimoxazol (Bactrim)	2-mal 2 Ampullen
Oxazolidonone		
	Linezolid (Zyvoxid)	2-mal 600 mg
Antimykotika		
	Fluconazol (Diflucan)	1-mal 200 mg bis 2-mal 400 mg
	Flucytosin (Ancotil)	3- bis 4-mal 250 ml
	Amphotericin B	2-mal 0,1 mg/kg KG
	Voriconazol (Vfend)	2-mal 4 mg/kg KG (am ersten Tag: 2-mal 6 mg/kg KG)

Tabelle 8.2   Dosisanpassungen bei reduzierter Nierenfunktion (nach Sanford Guide to Antimicrobial Therapy 2004)

Medikamente	Kreatinin-Clearance (ml/Minute)			
	50 – 90	10 – 50	< 10	CVVH
Penicillin G	4-mal 5 Mega	4-mal 3 Mega	4-mal 1 Mega	4-mal 3 Mega
Flucloxacillin	4-mal 2 g	3-mal 2 g	3-mal 1 g	3-mal 2 g
Ampicillin	4-mal 2 g	3-mal 2 g	2-mal 2 g	3-mal 2 g
Amoxicillin/Clavulan- säure	2-mal 1,2 g	Nicht anwenden!		
Mezlocillin	3-mal 4 g	3-mal 4 g	3-mal 2 g	3-mal 2 g
Piperacillin/Tazobactam	3-mal 4,5 g	3-mal 2,25 g	3-mal 2,25 g	3-mal 2,25 g
Cefazolin	3-mal 2 g	2-mal 2 g	1-mal 2 g	2-mal 2 g
Cefuroxim	3-mal 1,5 g	2-mal 1,5 g	1-mal 1,5 g	1-mal 750 mg
Cefotaxim	3-mal 2 g	2-mal 2 g	1-mal 2 g	2-mal 2 g
Cefepime	2- bis 3-mal 2 g	1- bis 2-mal 2 g	1-mal 1 g	2 g alle 48 Stunden
Meropenem	3-mal 1 g	2-mal 1 g	1-mal 500 mg	2-mal 1 g
Metronidazol	2-mal 0,5 g	2-mal 0,5 g	1-mal 0,5 g	2-mal 0,5 g
Ciprofloxacin	2-mal 400 mg	2-mal 200 mg	1-mal 200 mg	2-mal 200 mg
Levofloxacin	1-mal 500 mg	1-mal 250 mg	250 mg/48 Stunden	250 mg/48 Stunden
Erythromycin	2-mal 1 g	2-mal 1 g	2-mal 500 mg	2-mal 500 mg
Cotrimoxazol	2-mal 2 Ampullen	2-mal 1 Ampulle	Nicht anwenden!	
Fluconazol	1-mal 400 mg	1-mal 200 mg	1-mal 100 mg	1-mal 200 mg
Flucytosin	2-mal 250 ml	1- bis 2-mal 250 ml	1-mal 250 ml	1-mal 500 ml
Voriconazol i. v.	Normale Dosierung		Umstellung auf enterale Gabe	

Name	Vorname	Geb.:
Mustermann	Günther	03.01.40

✛ Klinikum Fulda

Infektiologischer Verlaufsbogen

Bakteriologische Befunde (s. umseitig):

Datum	07.11	08.11	09.11	10.11	11.11	12.11	13.11	14.11	15.11	16.11	17.11	18.11	19.11	20.11	21.11	22.11	23.11	24.11	25.11	26.11	27.11
Trachealsekret	⊕						20					⊕						45			
Katheter									⊕			⊕		6							
Blutkultur					⊕									6	6						
Liquor				⊕																	
Urin							⊕					⊕								⊕	

Antibiotika:

	07.11	08.11	09.11	10.11	11.11	12.11	13.11	14.11	15.11	16.11	17.11	18.11	19.11	20.11	21.11	22.11	23.11	24.11	25.11	26.11	27.11
Ceftriaxon	K	K	K	K	K	K	G	G													
Metronidazol	K	K	K	K	K	K	G	G													
Levofloxacin						K	G	G	G	G											
Vancomycin														K	K	G	G	G	G	G	G
Gentamicin														K	K	G	G				
Cefuroxim																			G	G	G

P = Prophylaxe; A = Antizipierende Therapie; K = Kalkulierte Therapie; G = Gezielte Therapie; W = Wunsch der primär behandelnden Klinik

Diagnostizierte Infektionen:

Datum	Infektion	ggf. Erreger	Datum	Infektion	ggf. Erreger
07.11.05	Peritonitis	?	21.11.05	Kathetersepsis	Staph. aureus
11.11.05	Pneumonie	?			
13.01.05	Pneumonie	E.coli			

◀ **Abb. 8.1** Infektionsbogen. Für eine rationale Antibiotikatherapie ist es sinnvoll, anhand eines solchen Bogens jede Antibiotikagabe nachvollziehbar begründen zu müssen. Gleichzeitig ist bei einem langen Intensivbehandlungsverlauf eine schnelle und vollständige Übersicht über die vorliegenden bakteriologischen Untersuchungsergebnisse möglich. (Die Infektionserreger werden mit einem auf der Rückseite des Bogens befindlichen Nummernkode gekennzeichnet.)

Antizipierende (präemptive) Therapie

- Nachdem in großen Sepsisstudien festgestellt wurde, dass durch einen frühzeitigen Therapiebeginn die Mortalität gesenkt werden kann, gibt es eine Indikation für eine Antibiotikatherapie in denjenigen Fällen, in denen sich mit an Sicherheit grenzender Wahrscheinlichkeit in kürzester Zeit eine septische Komplikation entwickeln wird (Kollef et al. 1999). Wie bei der Prophylaxe, wird also auch hier das Antibiotikum vor der Infektion gegeben. Beispiele:
  – Antibiotikagabe nach Aspiration von Ileusflüssigkeit,
  – Antibiotikatherapie nach Polytraumen mit großen Weichteilverletzungen und offenen Frakturen.
- Die Entscheidung über eine „antizipierende Therapie" ist im Einzelfall schwierig, da es Überschneidungen zu einer unnötigen oder unnötig fortgesetzten Prophylaxe gibt.

Kalkulierte (ungezielte) Therapie

- Antibiotische Behandlung einer klinisch diagnostizierten Infektion ohne Kenntnis des Erregers. Die Auswahl des Antibiotikums erfolgt nach dem vermuteten, für die jeweilige Infektion typischen Erregerspektrum unter Berücksichtigung der hospitalspezifischen Resistenzsituation.
- Diese Behandlungsform macht einen Großteil der initialen Antibiotikatherapien in der Intensivmedizin aus, da in der Regel auf einen Erregernachweis mit Resistenzbestimmung nicht gewartet werden kann.

Gezielte Therapie

- Antibiotikatherapie entsprechend einem vorliegenden Antibiogramm nach dem wahrscheinlichen Nachweis eines Infektionserregers.
- Wichtig ist, dass das *Antibiogramm keine Therapieempfehlung* per se darstellt, sondern vom Kliniker immer interpretiert werden muss:
  – Der nachgewiesene Keim muss (oder kann!) häufig nicht der (einzige) Infektionserreger sein.
  – Es kann Unterschiede zwischen der In-vitro-Bestimmung und der In-vivo-Wirksamkeit des Antibiotikums geben.
  – Die Gewebegängigkeit muss berücksichtigt werden.

8.4   Richtlinien/Indikationen für die ungezielte Initialtherapie

Trauma/Polytrauma

- Mit offenen Frakturen und/oder
- mit Mittelgesichtsfrakturen und/oder
- bei „unsterilen" Operationen.
- *Empfehlung:*
  - *Cefuroxim für 3 – 5 Tage.*

Ausgedehnte Weichteilverletzungen

- Empfehlung: *Cefuroxim + Penicillin G für 3 – 5 Tage.*

Präemptive Pneumonietherapie nach Aspiration

- Antibiose nur bei Aspirat von infiziertem Material (Ileus), nicht bei saurer Aspiration!
- Bis zur Bestätigung/zum Ausschluss der Diagnose (Antibiogramm):
  - *Ceftriaxon + Clindamycin* oder *Meropenem.*

Nosokomiale Pneumonie

- Siehe Kap. 38.

Sehr wahrscheinliche Staphylokokkeninfektion

- Hautinfektion:
  - *Flucloxacillin (+ Cefuroxim).*
- Osteomyelitis:
  - *Flucloxacillin + Certomycin* oder
  - *Clindamycin + Cefuroxim.*
- Fremdkörperinfektion:
  - *Flucloxacillin + Gentamicin,*
  - *Vancomycin + Cefuroxim.*
- „Toxic-Shock"-Syndrom:
  - *Clindamycin.*

Infektionen, bei denen Staphylokokken einkalkuliert werden müssen

- Nach der derzeitigen Resistenzsituation gilt hinsichtlich der zu erwartenden Wirksamkeit die folgende Reihenfolge:
  - Vancomycin oder Linezolid,
  - Clindamycin,
  - Flucloxacillin,

- Cephalosporine der ersten und zweiten Generation,
- Penicilline + β-Laktamase-Inhibitor,
- Penicillin G.

Peritonitis

- Infolge einer frischen Darmperforation:
  - *Ceftriaxon + Metronidazol.*
- Bei biliärer Ursache:
  - *Piperacillin/Tazobactam* oder
  - *Levofloxacin + Ampicillin.*
- Nach Vorbehandlung bzw. bei protrahiertem Verlauf:
  - *Piperacillin/Tazobactam (+ Metronidazol)* oder
  - *Meropenem bzw. Imipenem/Cilastatin.*
- Im Rahmen einer Pankreatitis:
  - *Meropenem bzw. Imipenem/Cilastatin.*

Sepsis

- Nosokomial erworben, unbekannter Infektionsort:
  - *Piperacillin/Tazobactam + Chinolon* oder *Aminoglykosid* oder
  - *Cefepim + Chinolon* oder *Aminoglykosid* oder
  - *Meropenem + Chinolon* oder *Aminoglykosid.*
- Urosepsis:
  - *Ciprofloxacin (+ Ampicillin)* oder
  - *Levofloxacin (+ Ampicillin).*
- Fremdkörpersepsis:
  - *Vancomycin + Cefuroxim.*
- Katheterinfektion:
  - *Vancomycin + Piperacillin/Tazobactam* oder
  - *Vancomycin + Meropenem* oder
  - *Vancomycin + Ceftriaxon* oder *Cefepim.*

Meningitis

- Basis:
  - *Ceftriaxon.*
- Bei Listeriennachweis:
  - *Ceftriaxon + Ampicillin.*
- Bei Staphylokokkennachweis:
  - *Ceftriaxon + Fosfomycin.*

Candidainfektionen

- Candida albicans:
  - *Fluconazol (+ Flucytosin).*
- Gegebenenfalls bei anderen Candidaspezies:
  - *Voriconazol.*

8.5 Aminoglykosid- und Vancomycintherapie

- Die erforderliche Aminoglykosiddosis wird *in der Regel als einmalige Tagesgabe* appliziert (Ausnahmen: s. unten, 8.6). Vancomycin wird auf 1 – 2 Tagesgaben verteilt.
- Dabei ist auf regelmäßige Verordnungszeiten zu achten, die so gewählt werden müssen, dass mit der morgendlichen (Routine-)Blutentnahme ein sinnvoller Talspiegel des Medikaments bestimmt werden kann. Beispiel:
  - Am Vortag auf dem Verordnungsbogen die Blutspiegelbestimmung des entsprechenden Präparats veranlassen.
  - Von 9.00 – 9.30 Uhr die (am Vortag verordnete) Dosis infundieren und gegebenenfalls gegen 10.30 Uhr den Spitzenspiegel bestimmen.
  - Damit liegen bis zum Mittag die entscheidenden Werte (Talspiegel, Dosis, Spitzenspiegel) vor, um für den nächsten Tag die Dosis zu variieren bzw. (in Ausnahmefällen) das Dosierungsintervall über 24 Stunden zu verlängern.
- Die tägliche Talspiegelbestimmung sollte bei allen Patienten, die ein Aminoglykosid oder Vancomycin erhalten, die Regel sein! Auf eine Spitzenspiegelbestimmung kann bei den oben genannten Einmaldosierungen meistens verzichtet werden, weil normalerweise ausreichende therapeutische Spiegel erreicht werden.
- Bei der täglich durchgeführten intermittierenden Hämofiltrationsbehandlung werden die Aminoglykoside unmittelbar nach der Hämofiltration gegeben. Die morgendliche Spiegelbestimmung (Zielwerte: s. Tab. 8.3) soll trotzdem erfolgen und muss gegebenenfalls durch weitere Kontrollen ergänzt werden.

Tabelle 8.3   Zielwerte der Serumspiegel für Gentamicin, Amikacin und Vancomycin

	Gentamicin	Amikacin	Vancomycin
Talspiegel (vor Gabe)	1 – 2 mg/Liter	< 10 mg/Liter	5 – 10 mg/Liter
Spitzenspiegel (1 Stunde nach Infusion)	5 – 10 mg/Liter	20 – 30 mg/Liter	< 40 mg/Liter

8.6 Einige Merksätze zur Antibiotikatherapie

- Die **Bakterienbefunde im Trachealsekret** haben in Hinblick auf eine bronchopulmonale Infektion zwar eine hohe Sensitivität, aber eine niedrige Spezifität, das heißt der Befund eines Erregers im Trachealsekret ist für sich genommen absolut keine Behandlungsindikation. Andererseits lassen mehrfache negative Trachealsekretbefunde eine bronchopulmonale Infektion unwahrscheinlich erscheinen (s. Kap. 38).
- **Enterokokken** können Harnwegsinfekte, Peritonitis, Sepsis und Endokarditis verursachen, aber keine Pneumonie.
  - Enterokokken sind immer resistent gegenüber Cephalosporinen ("Enterokokkenlücke") und in vitro (im Antibiogramm) nicht auf Aminoglykoside sensibel. Aminobenzylpenicilline und Acylureidopenicilline sind normalerweise wirksam, wobei im Antibiogramm Ampicillin die Testsubstanz für diese beiden Gruppen ist.

- Bei ampicillinsensiblen Enterokokken sind Aminoglykoside (trotz ihres immer negativen In-vitro-Testergebnisses) in vivo synergistisch wirksam. Bei schweren Infektionen (Sepsis, Endokarditis) muss dieser Synergismus in Form einer Kombinationsbehandlung (Ampicillin + Gentamicin oder Piperacillin + Gentamicin) ausgenutzt werden.
- Liegt eine Ampicillinresistenz vor, bleibt als Behandlungsoption nur noch Vancomycin + Aminoglykosid, aber auch **vancomycinresistente Enterokokken (VRE)** sind auf dem Vormarsch.
- Aus hygienischer Sicht sind mit VRE kolonisierte bzw. infizierte Patienten wie Patienten mit methicillinresistentem Staphylococcus aureus (MRSA) zu behandeln (s. Kap. 4.2).
- **Aminoglykoside und Vancomycin** sind wegen ihrer fehlenden Lungengängigkeit zur Behandlung einer Pneumonie nicht indiziert, finden aber bei der Therapie einer vermuteten extrapulmonalen Sepsisquelle Anwendung.
- **Carbapeneme** sind zur kalkulierten Behandlung einer Pneumonie wegen ihrer in diesem Fall unnötigen Anaerobierwirksamkeit nicht Mittel der ersten Wahl, können und müssen zur gezielten Therapie von Pneumonien aber durchaus eingesetzt werden.
- Für bestimmte Enterobakterien (z. B. Pseudomonas aeruginosa oder Acinetobacter baumanii) ist ein *Synergismus von β-Laktam-Antibiotika und Chinolonen* beschrieben worden. Die früher geforderte Regel, in diesen Fällen immer mit einem Aminoglykosid zu kombinieren, gilt nicht mehr und ist im Fall einer Pneumonie auch nicht sinnvoll (s. oben).
- **Aminoglykoside** werden immer als Kombinationspartner zu β-Laktam-Antibiotika oder Chinolonen verabreicht. Ihre Anwendung beschränkt sich im Sinne einer Deeskalationstherapie auf die ersten 3–5 Tage einer antibiotischen Behandlung. Ausnahme ist die **akute Endokarditis**, die antibiotisch über 4–6 Wochen, davon über mindestens 2 Wochen mit Aminoglykosiden, behandelt werden muss. Hier ist auch abweichend zu den obigen Angaben die 2- bis 3-mal tägliche Gabe von Aminoglykosiden indiziert!

> **!**
> - Bei jeder Antibiotikatherapie (nicht nur bei Clindamycin) ist als schwerwiegende Komplikation das Auftreten einer pseudomembranösen Enterokolitis möglich. Diese wird wie folgt therapiert:
>   - Antibiotikum absetzen.
>   - *Metronidazol: 3-mal 0,5 g i. v.*
>   - *Vancomycin 4-mal 250 mg p. o.:* nur in sehr schweren Fällen oder bei Therapieresistenz wegen der Gefahr der VRE-Selektion.

- Grundsätzlich gilt für eine Antibiotikatherapie: immer soviel wie nötig und so kurz wie möglich behandeln. Eine falsch kalkulierte, unterdosierte oder zu spät begonnene Antibiotikatherapie ist genauso falsch wie eine unnötige oder zu lange fortgesetzte Therapie. Daher wird in der Regel eine **Deeskalationstherapie** durchgeführt, wobei die Deeskalation darin bestehen kann,
  - von einer breiten Kombinationstherapie nach Einsetzen einer Wirkung auf eine Monotherapie zu reduzieren,
  - eine breite, ungezielte Therapie nach der Identifizierung des Infektionserregers gezielt auf ein Antibiotikum mit möglichst schmalem Wirkungsspektrum umzusetzen oder
  - von der i. v. Gabe auf eine enterale Applikation umzusetzen.

9   Antikonvulsive Therapie

9.1   Differenzierung zerebraler und neuromuskulärer Exzitationen

- Neuromuskuläre Exzitationen sind in der Intensivmedizin ein relativ häufiges Ereignis. Dabei sind bei somnolenten oder komatösen Patienten echte **zerebrale Krampfanfälle** oft nur schwer von **Myoklonien** zu unterscheiden.
- Bei beiden Phänomenen handelt es sich meist um sekundäre, im Rahmen eines anderen Krankheitsbildes oder infolge der Intensivbehandlung selbst auftretende Ereignisse. Mögliche Ursachen:
  - alle neurochirurgischen Krankheitsbilder (Tumoren, intrazerebrale Blutung, Subarachnoidalblutung, Schädel-Hirn-Trauma),
  - (Meningo-)Enzephalitis, Hirnabszess,
  - posthypoxische Zustände (Zustand nach kardiopulmonaler Reanimation, Zustand nach Asphyxie, Zustand nach Kreislaufstillstand in tiefer Hypothermie, z. B. im Rahmen eines operativen Aortenbogenersatzes und Ähnliches),
  - metabolische Störungen (Urämie, Hypo- oder Hyperglykämie, Leberversagen, Hyperthyreose),
  - Störungen des Wasser-/Elektrolythaushalts (Hypo- und Hypernatriämie, Hyopomagnesiämie, Hypo- und Hyperkalzämie, Hypophosphatämie),
  - Eklampsie,
  - Alkohol- und Medikamentenentzugssyndrome,
  - Fieberkrämpfe,
  - krampfschwellensenkende Medikamente (z. B. Neuroleptika, Lokalanästhetika, diverse Antibiotika).
- Neben diesen sekundären Ursachen, die oft nur zu so genannten Gelegenheitskrämpfen führen, kann natürlich auch ein **Status epilepticus** als lebensbedrohliches Krankheitsbild selbst eine Intensivbehandlung begründen.
- Ohne im Detail auf die von neurologischer Seite gebräuchliche Klassifikation der **epileptischen Anfälle**, der **Epilepsien** und der **epileptischen Syndrome** einzugehen, ist auch aus intensivmedizinischer Sicht für eine Ursachenabklärung und eine zielgerichtete weitergehende Diagnostik zu unterscheiden zwischen:
  - primär fokalen (lokal beginnenden) Anfällen, mit und ohne Bewusstseinsverlust,
  - der gegebenenfalls sekundären Generalisierung fokaler Anfälle,
  - den primär generalisierten Anfällen und
  - den fokalen oder generalisierten Myoklonien (Letztere lassen sich klinisch oft kaum von zerebralen Krampfanfällen unterscheiden.).
- Für Myoklonien sprechen:
  - eine Triggerung durch Willkürmotorik und
  - eine Verstärkung durch Emotionsschwankungen, Stress, mechanische und sensomotorische Reize.
- Als kurz anhaltende und oft mit Kontraktionsserien unterschiedlicher Amplitude einhergehende Myoklonien treten sie – häufig den Gesichts- und Schulterbereich oder das Diaphragma betreffend – bei einem Drittel aller Patienten nach zerebraler Hypoxie auf (**Lance-Adams-Syndrom**). Entwickelt sich ein fokaler oder generalisierter Status myoclonicus, ist dies ein ungünstiges Zeichen. Verbunden mit

einem Burst-Suppression-EEG ist die Prognose infaust und die Myoklonien und sind meist therapierefraktär (Thömke et al. 2004).

- Letztlich gehört zur Abklärung wiederkehrender zerebraler Krampfanfälle oder Myoklonien die Durchführung eines EEG und gegebenenfalls einer Elektromyographie (EMG).
- Diagnostika für einen durchgemachten zerebralen Anfall sind daneben ein **Anstieg des Prolaktinspiegels auf > 1000 mU/Liter** in der unmittelbar postiktalen Phase und die Normalisierung dieses Wertes innerhalb der folgenden 2 Stunden.
- Bei ätiologisch unklarem Geschehen muss ein Neurologe hinzugezogen und in der Regel eine bildgebende Diagnostik veranlasst werden.

9.2   Akuttherapie

Therapie des fokalen oder primär generalisierten Anfalls

Dosierungen: s. Tab. 9.**1**.
- *Valproinsäure,*
- bei Versagen *Phenytoin,*
- gegebenenfalls Add-on von *Benzodiazepinen.*

Stufentherapie des Status epilepticus

- 1. Stufe: *Lorazepam* oder *Clonazepam* oder *Diazepam*;
- 2. Stufe: bei Versagen der 1. Stufe *Phenytoin* oder *Propofol* oder *Valproinsäure*;
- 3. Stufe: bei Versagen der 2. Stufe *Thiopentalnarkose (500 mg als Bolus, dann zunächst 500 mg/Stunde)*;
- 4. Stufe: nach Durchbrechen des Status epilepticus rasche Aufsättigung mit *Valproinsäure* oder *Phenytoin*, überlappend gegebenenfalls noch Benzodiazepinperfusor (*Midaozolam* oder *Clonazepam*; bei Lorazepam ist wegen der lang anhaltenden antikonvulsiven Wirkung ein Perfusor nicht notwendig).

Anfallsprophylaxe

- Bei fokalen und vor allem psychomotorischen Anfällen: Carbamazepin nach Blutspiegelkontrollen.
- Ansonsten Valproinsäure oder Phenytoin nach Blutspiegelkontrollen.

Lance-Adams-Syndrom/Myoklonien

- Trotz der oft sehr beschränkten Therapiemöglichkeiten (s. oben) kann man einen Behandlungsversuch unternehmen:
  - *Valproinsäure,*
  - gegebenenfalls zusätzlich *Clonazepam* über Perfusor (Benzodiazepin der Wahl; Dosierung: s. Tab. 9.**1**),
  - *Piracetam (12 g/Tag),*
  - gegebenenfalls *Baclofen*, beginnend mit *3-mal 5 mg/Tag* und Steigerung auf bis zu *75 mg/Tag.*

Tabelle 9.1 In der Intensivmedizin gebräuchliche Antiepileptika

Wirkstoff	Präparat (Beispiel)	Indikationen	Kontraindikationen, Nebenwirkungen	Aufsättigungsdosis, Dosierung in der Akuttherapie	Erhaltungsdosis	Orale Dosierung
Lorazepam	Tavor	Status epilepticus		2–4 mg i.v.	Maximal 8 mg/Tag	4-mal 1–2 mg
Midazolam		Status epilepticus		5 mg i.v	–	–
Diazepam		Status epilepticus		10–20 mg i.v.	–	–
Clonazepam	Rivotril	Abscencen, Myoklonien	Glaukom, Myasthenia gravis	1–4 mg i.v	8–16 mg/Tag (Spiegel: 2–70 µg/Liter)	4-mal 1–3 mg
Valproinsäure	Ergenyl, Orfiril	Fokale und sekundär generalisierte Anfälle, myoklonische Anfälle, generalisierte Anfälle in Form von Abscencen Prophylaxe	Schwere Leberfunktionsstörungen	600–1200 mg (2–4 Ampullen) über 3–5 Minuten	Perfusordosierung: 1200 mg/50 ml 2–4 (–6) ml/Stunde (Spiegel: 40–80 µg/ml)	5–10 mg/kg KG/Tag; alle 4–7 Tage bis auf 20 mg/kg KG/Tag steigern

Tabelle 9.1 Fortsetzung

Wirkstoff	Präparat (Beispiel)	Indikationen	Kontraindikationen, Nebenwirkungen	Aufsättigungsdosis, Dosierung in der Akuttherapie	Erhaltungsdosis	Orale Dosierung
Phenytoin	Phenhydan	Status epilepticus, Anfallsserien, Prophylaxe	AV-Block II. und III. Grades, Sick-Sinus-Syndrome	250 mg/10 Minuten, gegebenenfalls in 1,5- bis 6-stündigem Abstand wiederholen bis zu einer Maximaldosis von 1500 mg am ersten Tag	10 mg/kg KG/Tag, in der Regel über Perfusor; 750 mg/50 ml 2–4 ml/Stunde (Spiegel: 8–20 µg/ml)	3-mal 100 mg
Carbamazepin	Tegretal	Psychomotorische Anfälle, fokale Anfälle, insbesondere Jackson-Anfälle	Hyperakusis, Hypoakusis, gastrointestinale Störungen	Initial 150 mg, jeden zweiten Tag um 150 mg steigern		600–1200 mg/Tag, maximal 2400 mg/Tag in 3 Einzeldosen

10 Beatmungstherapie

10.1 Beatmungsformen

- Der Behandlung einer respiratorischen Insuffizienz dient sowohl die **druckorientierte kontrollierte Beatmung** (in Form des IPPV- oder BIPAP-Modus) als auch die **assistierende Beatmung** in Form einer Augmentation spontaner Atemzüge des Patienten (ASB, PSV).
- Beide Beatmungsprinzipien haben spezifische Vor -und Nachteile, die je nach der Pathophysiologie der aktuellen respiratorischen Situation gegeneinander abgewogen werden müssen.
- Insbesondere die Augmentation der Spontanatmung (CPAP/ASB), die ursprünglich überwiegend zur Respiratorentwöhnung genutzt wurde, spielt eine wichtige Rolle in der Behandlung der respiratorischen Insuffizienz, weil
  - heute die Vorteile einer frühzeitigen Spontanatmung des Patienten bekannt sind,
  - durch den technischen Fortschritt der Beatmungsgeräte der CPAP-/ASB-Modus erheblich verbessert wurde und dadurch z. B. in mehrfacher Weise modifiziert werden kann und
  - die Möglichkeit besteht, kontrollierte und augmentierende Beatmung miteinander zu kombinieren bzw. stufenlos von einem auf das andere Verfahren überzugehen.
- In Fortsetzung des Bemühens um eine möglichst geringe Invasivität der Beatmung sind aktuelle Respiratoren heute darüber hinaus für eine **nichtinvasive Beatmung (NIV)** über eine Gesichts- oder Nasenmaske oder über einen Helm geeignet. Inzwischen gelten als etablierte Indikationen für die nichtinvasive Beatmung:
  - die respiratorische Insuffizienz bei exazerbierter COLD (chronisch-obstruktiver Lungenerkrankung) – bei der die Vorteile der Vermeidung eines Endotrachealtubus offensichtlich sind –,
  - die respiratorische Insuffizienz bei kardialem Lungenödem und
  - die intermittierende Anwendung im Rahmen eines Weaning-Konzeptes nach längerer Beatmungstherapie.
- Die nichtinvasive Beatmung kann aber bei allen Formen des akuten Lungenversagens, die durch Schock oder Sepsis ausgelöst sind, *nicht* empfohlen werden. Hier besteht vielmehr die Gefahr, durch das zu lange Hinauszögern einer notwendigen Intubation das Krankheitsbild zu verschlechtern.

10.2 Kontrollierte Beatmung

- Durch die kontrollierte Beatmung werden die nichtabhängigen Lungenpartien besonders gut ventiliert. Dies kann genutzt werden, um durch eine entsprechende Lagerung des Patienten („kranker Lungenabschnitt nach oben") ein Alveolen-Recruitment zu erreichen. Dieser Effekt wird durch eine Intensivierung der kontrollierten Beatmung verstärkt:
  - z. B. PEEP-Erhöhung (PEEP: Positive endexpiratory Airway Pressure) und/oder
  - Verlängerung der Inspirationszeit zum Aufbau eines intrinsischen PEEP und damit zum Recruitment auch der „langsamen" Alveolarbezirke.

- In ausgeprägtester Form werden die Vorteile einer kontrollierten Beatmung beim Lungenöffnungsmanöver nach Lachmann, dem so genannten **Open-Lung-Konzept** (Lachmann 1992), genutzt, das insbesondere in der Frühphase des akuten Lungenversagens bzw. des ARDS (Adult respiratory Distress Syndrome) erfolgreich (aber nicht evidenzbasiert) ist. Hierbei wird folgendermaßen verfahren:
  - Auf ausreichenden Volumenstatus des Patienten achten, ggf. das Manöver durch entsprechende Volumengabe vorbereiten;
  - Patienten tief sedieren und ggf. (ausnahmsweise) relaxieren;
  - 2- bis 3-mal für 5 – 10 Sekunden einen Inspirationsdruck von 45 – 65 mbar erzeugen, am einfachsten im BIPAP-Modus durch die an allen Respiratoren vorhandene Inspiration-Hold-Taste, und parallel dazu den PEEP auf 15 (10 – 20) mbar erhöhen;
  - anschließend den Beatmungsspitzendruck unter Beibehaltung des hohen PEEP soweit wie möglich reduzieren, das heißt bis zu einem resultierendem Atemzugvolumen von höchstens 6 ml/kg KG;
  - die Atemfrequenz je nach arteriellem pCO_2 erhöhen, dabei aber (außer bei Hirndruck) einen $paCO_2$ von z.B. 60 mmHg tolerieren (permissive Hyperkapnie);
  - das I : E-(Inspirations-Exspirations-)Verhältnis auf mindestens 1 : 1 einstellen bzw. eine Beatmung mit inversem Atemzeitverhältnis durchführen;
  - in den nächsten 24 Stunden keine Tubusdekonnektion und keine endotrachealen Absaugungen durchführen – falls dies doch erforderlich ist, das Lungenöffnungsmanöver gegebenenfalls wiederholen.
- Meist wird eine intensive Lagerungstherapie mit dem Open-Lung-Konzept kombiniert.
- Je intensiver die kontrollierte Beatmung durchgeführt wird, desto größer sind die Nachteile:
  - Barotrauma, Volumentrauma,
  - Beeinträchtigung der pulmonalen Perfusion,
  - vermehrter Analgosedierungsbedarf (z.B. mit der Folge einer Darmatonie),
  - Atrophie der Atemmuskulatur,
  - unphysiologisches Perfusions-Ventilations-Verhältnis, weil die besser ventilierten oben liegenden Lungenabschnitte die schlechter perfundierten sind. Das heißt, je „gesünder" eine Lunge ist, desto eher induziert die kontrollierte Beatmung eine Verteilungsstörung, die zu einer Verschlechterung der Oxygenierung führt.

10.3 Assistierende Beatmung

Durch die Mikroprozessorsteuerung der Beatmungsgeräte, den weitgehenden Verzicht auf mechanische Ventile und neuere Beatmungsalgorithmen (z.B. die automatische Tubuskompensation oder die zur Einatembemühung des Patienten proportionale Unterstützung) sind die Geräte so „reaktionsschnell" geworden, dass für den Patienten eine komfortable, sehr effektive Atemunterstützung möglich ist. Diese hat den Vorteil, dass der Patient seinen individuellen Atemrhythmus behalten kann und die oben genannte Verteilungsstörung durch den natürlicheren Ablauf der Atmung geringer ist, denn physiologischerweise werden die besser perfundierten Lungenabschnitte unabhängig von der Körperlage auch besser ventiliert.

Prinzip des ASB (Augmented spontaneous Breathing)

- Druckunterstützung jedes Atemzugs bis auf ein vorgewähltes Druckniveau,
- Druckanstiegssteilheit („Rampe") einstellbar,
- patientengetriggerte Inspiration (Dabei wird über einen Flow-Trigger bereits eine sehr geringe Einatembemühung des Patienten vom Gerät erkannt.),
- maschinengetriggerte Exspiration (nicht vom Anwender verstellbar; Exspirationskriterium: Abfall des Inspirations-Flow auf 25 % des für den jeweiligen Atemzug erforderlichen Spitzen-Flow),
- fakultativ hoher Spitzen-Flow (bis 180 Liter/Minute) (Je heftiger der Patient einatmet, um so höher muss der erforderliche Inspirations-Flow sein: Demand-Flow-Prinzip!).
- Bei einem passiven Patienten kommt ASB einer kontrollierten Beatmung nahe (dann auch mit dem Nachteil der oben genannten Verschlechterung des Perfusions-Ventilations-Verhältnisses).

Wichtigstes Behandlungsprinzip bei ASB

- Die **Synchronisation** zwischen Beatmungsgerät und Patient muss erhalten bleiben! Nur bei guter Synchronisation bedeutet ASB für den Patienten eine Erleichterung seiner Atemarbeit.

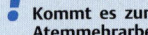

> **Kommt es zur Desynchronisation, bedeutet ASB für den Patienten eine Atemmehrarbeit!**

- Die **Zeichen der Desynchronisation** erkennt man am Patienten, kaum am Gerät:
  – Der Patient äußert Luftnot/Atemanstrengung.
  – Die Atemhilfsmuskulatur wird in Anspruch genommen.
  – Die Atemfrequenz steigt auf > 25 – 30/Minute!
  – Gegebenenfalls nimmt die respiratorische Insuffizienz zu.

Maßnahmen bei asynchronem ASB

- Änderung des Unterstützungsdrucks,
- Änderung der Druckanstiegssteilheit,
- Sedierung zur Dämpfung des Atemantriebs,
- Kombination mit BIPAP oder SIMV,
- Abbruch der assistierenden Beatmung und Übergang auf kontrollierte Beatmung.

> **Ein Patient, dessen Atemmuskulatur sich bei einer (assistierten) Spontanatmungsform zu erschöpfen droht, braucht Erholungsphasen mit Verstärkung der Beatmungsassistenz bis hin zum Übergang auf kontrollierte Beatmung. Es gibt keinen „Trainingseffekt" bei einem am Rande der respiratorischen Dekompensation stehenden Patienten!**

10.4 Beatmungsstrategie beim akuten Lungenversagen

- Trotz der Fortschritte im pathophysiologischen Verständnis und in der Respiratortechnik ist die Datenlage zur Beatmungsstrategie bei akutem Lungenversagen und ARDS nach evidenzbasierten Kriterien dünn. Als in ihrer Wirksamkeit gesicherte oder wahrscheinlich günstige Maßnahmen gelten lediglich (Kopp et al. 2003):
  - die **lungenprotektive Beatmung**, das heißt die Vermeidung hoher Beatmungsdrücke und die Begrenzung des Atemzugvolumens auf 6 ml/kg KG (einzige Stufe-A-Empfehlung),
  - die Anwendung von **PEEP** (Stufe-C-Empfehlung),
  - der frühzeitige Einsatz der **Spontanatmung** (Stufe-C-Empfehlung),
  - die Bauchlage bei schwerem ARDS (Stufe-C-Empfehlung).
- Das heißt für die Praxis:
  - Die assistierenden Beatmungsformen sind auch bei einem respiratorisch insuffizienten Patienten (mit dem Grundpfeiler ASB) immer anzustreben, nicht aber zu erzwingen.
  - Als Faustregel gilt, dass die Vorteile der kontrollierten Beatmung durch entsprechende Lagerungsmaßnahmen, einen auf > 10 mbar erhöhten PEEP und ein inverses Atemzeitverhältnis verstärkt werden bzw. erst zum Tragen kommen.
  - Müssen die Nachteile einer kontrollierten Beatmung in Kauf genommen werden, weil durch eine assistierende Beatmung keine Verbesserung der respiratorischen Insuffizienz zu erreichen ist, wird nach einem **Stufenschema** vorgegangen (Abb. 10.**1**).
  - Für die Einstellung der optimalen Beatmungsdrücke, insbesondere des „Best PEEP", gibt es keine evidenzbasierte Methode. Die theoretisch sinnvolle Betrachtung der Druck-Volumen-Beziehung in der Atemkurve hat sich klinisch als nicht praktikabel erwiesen. Letztlich wird in der Praxis so vorgegangen, dass durch Veränderungen des intrinsischen und/oder extrinsischen PEEP in 2-mbar-Schritten die arterielle und, wenn möglich, auch die gemischt- oder zentralvenöse Sauerstoffsättigung optimiert wird. Die klinische Erfahrung zeigt, dass bei einem schweren Lungenversagen meist ein PEEP von etwa 15 mbar gewählt werden muss, um den Gasaustausch zu verbessern.

> **!** Eine Schädigung der Lunge in Form einer mediatorenvermittelten Entzündungsreaktion des Lungengewebes tritt vor allem aufgrund zu hoher Atemzugvolumina („Scherverletzung des Lungengewebes") und nicht aufgrund der absoluten Beatmungsdrücke auf. Deshalb ist bei einer geschädigten Lunge der Begrenzung des Atemzugvolumens auf 6 ml/kg KG die höchste Priorität einzuräumen.

- Aus didaktischen Gründen ist es sinnvoll, die Beatmungstherapie mit möglichst wenigen unterschiedlichen Beatmungsmodi durchzuführen, deren Möglichkeiten aber auszunutzen. Ein Beispiel für eine Auswahl verwendeter Atemmodi bei der EVITA von Draeger gibt Tab. 10.**1**.

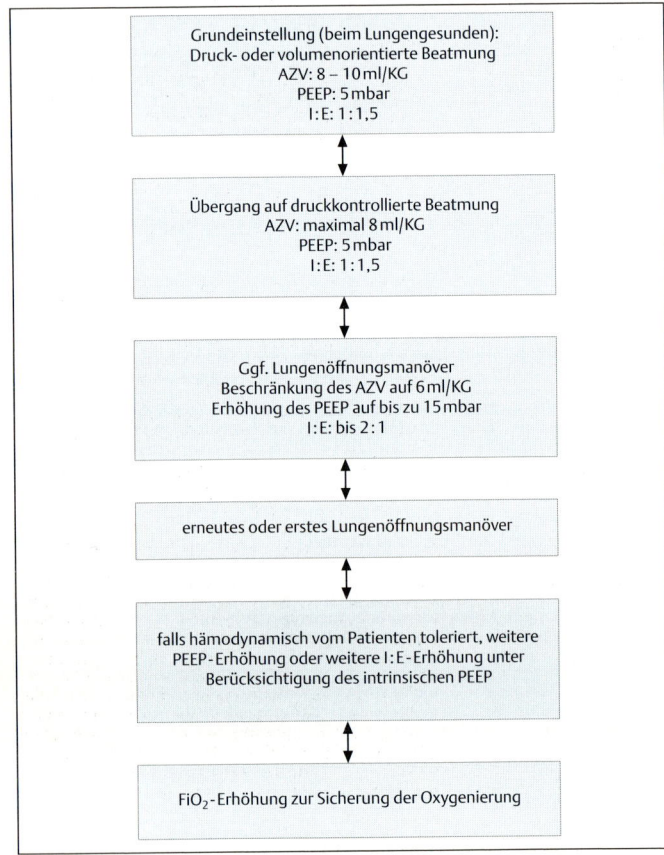

Abb. 10.1   Stufenschema der kontrollierten Beatmung bei Behandlung der respiratorischen Insuffizienz (Adult respiratory Distress Syndrome, ARDS/akute respiratorische Insuffizienz, ARI). AZV = Atemzugvolumen, PEEP = Positive endexpiratory Airway Pressure, I : E = Inspirations-Exspirations-Verhältnis, FiO$_2$ = inspiratorische Sauerstofffraktion.

Tabelle 10.1 Beatmungsmodi der EVITA (Firma Draeger)

Beatmungsmodus	Anmerkung
IPPV, volumen-orientiert	„Auto-Flow" einstellbar. Vorteile: Das Gerät stellt nach einigen Testatemhüben den Flow so ein, dass kein über dem Plateaudruck liegender Spitzendruck aufgebaut wird. Dem Patienten wird ein „Mitatmen" erlaubt.
IPPV, druckorientiert	Einfacher und bequemer Einsatz durch Verwendung des BIPAP-Modus. BIPAP ist in diesem Fall eine zeitgesteuerte, druckkontrollierte Beatmung und hat nichts mit der Spontanatmung auf verschiedenen Druckniveaus zu tun.
ASB	Flow-Trigger und Druckanstiegssteilheit sind einstellbar. Über den Bildschirm ist der Effekt gut kontrollierbar. Zusätzlich ist eine Tubuskompensation einstellbar, die über eine Modulierung des Gasflows den inspiratorischen und zum Teil auch den exspiratorischen Strömungswiderstand des Tubus kompensiert.
SIMV	Synchronisierte volumenkontrollierte Beatmung, die wegen der Vorteile des BIPAP-Modus entbehrlich ist.
SIMV + ASB	Wird selten genutzt, weil das „Hinzuschalten" kontrollierter Atemhübe zu ASB einfacher durch den BIPAP-Modus erfolgt. Diese Beatmung ist als Respiratorentwöhnungsverfahren nicht sinnvoll, kann aber zur Atelektasenbehandlung oder -prophylaxe indiziert sein.
BIPAP (+ ASB)	Erlaubt dem Patienten die Eigenatmung auf zwei verschiedenen Druckniveaus. Der erforderliche Gasfluss für den Wechsel vom unteren auf das obere Druckniveau bewirkt dabei einen druckkontrollierten Atemhub. In Kombination mit ASB für den Anwender sehr komfortabler Beatmungsmodus, da zwischen der druckkontrollierten Beatmung und dem bloßen Hinzufügen einer Zeitsteuerung zu den flowgesteuerten ASB-Atemhüben stufenlos hin- und hergeschaltet werden kann. Insofern ist dies auch der beste und einfachste Beatmungsmodus, um einen Patienten schrittweise von einer kontrollierten Beatmung zu entwöhnen.

10.5 Entwöhnung von der Beatmung

- Die Entwöhnung von der Beatmung stellt nach kritisch durchgeführter Analgosedierung, nach überwundener Grundkrankheit und bei stabilen Herz-Kreislauf-Verhältnissen in der Regel kein Problem dar. Zudem wird diese Phase durch die heute übliche Tracheotomie länger beatmeter Patienten (s. Kap. 15) in der Regel deutlich erleichtert.

● Mehrere Studien haben darüber hinaus gezeigt, dass durch standardisierte Weaning-Protokolle, die einfach zu messende Parameter berücksichtigen, eine zusätzliche Verkürzung der Beatmungszeit erreicht werden kann (z. B. Brochard et al. 1994).

● Bei einem kleinen Prozentsatz (meist sehr alter Patienten) kann sich aber – insbesondere bei vorbestehender obstruktiver Lungenerkrankung und/oder bei zusätzlichen zentralnervösen (psychischen!) oder periphernervösen Problemen (s. Kap. 39) – die Weaning-Phase schwierig gestalten. In diesen Fällen ist die patientenindividuelle, erfahrungsbasierte Vorgehensweise standardisierten Weaning-Protokollen und der Anwendung fixierter Extubationskriterien meist überlegen.

● Grundsätzlich kann man 2 Weaning-Konzepte verfolgen, die aber häufig kombiniert werden müssen:
  – sukzessive Reduktion der Beatmungsintensität (z. B. durch schrittweises Senken des inspiratorischen Unterstützungsdrucks oder Reduzierung der Frequenz der kontrollierten Beatmungshübe) oder
  – Wechsel zwischen kontrollierten Beatmungsphasen zur Erholung der Atemmuskulatur und Spontanatmungsphasen mit oder ohne Respiratorunterstützung (On-off-Methode).

● Meist werden mit einem Wechsel von kontrollierter und augmentierender Beatmung bessere Ergebnisse erreicht. Insbesondere ist ein Tag-Nacht-Rhythmus sinnvoll, weil so die Vorteile beider Verfahren verbunden werden und dem Schlafmangel des Patienten in der Entwöhnungsphase von der Analgosedierung zu begegnen ist.

● Bei atemmechanischen Problemen, z. B. bei instabilem Thorax, wird dagegen eine schrittweise Beatmungsreduktion durchgeführt.

● Grundsätzlich müssen zur schwierigen Entwöhnung von der Beatmung optimale „Begleitumstände" geschaffen werden, von denen der Erfolg oft entscheidend abhängt:
  – Ausgleich einer Anämie (Hb-Wert mindestens 10 g/dl, insbesondere bei COLD auch deutlich höher),
  – konsequente Behandlung einer Herzinsuffizienz und Steigerung des Herzminutenvolumens (Entwöhnungsprobleme sind manchmal Zeichen einer kardialen Belastungsinsuffizienz.),
  – suffiziente Schmerztherapie,
  – Ausgleich von Elektrolytstörungen (Magnesium, Phosphat, Kalium),
  – Ausschluss endokrinologischer Störungen (s. Kap. 29),
  – gegebenenfalls elektrophysiologische Untersuchungen (Die Diagnose einer Critical Illness Polyneuropathy ist aus prognostischen Gründen wichtig.),
  – ausreichende Kalorienzufuhr (mit relativ hohem Fettanteil),
  – optimale physikalische Atemtherapie und Lagerungsbehandlung, insbesondere bei Adipositas,
  – Vermeidung eines erhöhten intraabdominellen Drucks,
  – psychische Zuwendung und Unterstützung, wenn möglich unter Einbeziehung der Angehörigen,
  – gegebenenfalls psychopharmakologische Unterstützung.

11   Gerinnungstherapie

11.1 Physiologische Vorbemerkung

- Für den regelrechten Ablauf der Gerinnung sind bekannterweise 3 Faktoren notwendig: Endothel, Thrombozyten, Gerinnungsfaktoren (Virchow-Trias).
- Nach der klassischen Vorstellung kommt es nach Verletzungen mit Eröffnung von kleinen Blutgefäßen zunächst zu einer **primären Hämostase** durch Vasokonstriktion und Bildung eines noch instabilen Thrombozytenpfropfes. Stabilisiert wird der Thrombozytenpfropf erst durch die **sekundäre Hämostase**. Diese wird durch Thrombin (Faktor IIa) bewirkt, das in dieser Phase der Gerinnung aus Prothrombin (Faktor II) entsteht und das die Umwandlung von Fibrinogen in Fibrin bedingt. Die Fibrinfäden vernetzen den Thrombozytenpfropf derart, dass eine irreversible Thrombozytenaggregation entsteht.
- Der in Abb. 11.**1** gezeigte Ablauf der Thrombinbildung dient bis heute als didaktisches Hilfsmittel, um vor allem die Gerinnungstests besser zu verstehen. Das Modell beruht auf der Unterscheidung eines „endogenen" von einem „exogenen" Reaktionsweg, der zur Thrombinbildung führt.
- Viele Gerinnungsstörungen lassen sich in der Praxis mit diesem Modell allerdings nicht erklären. Tatsächlich
  - läuft die plasmatische Gerinnung bei weitem komplexer ab,
  - gibt es keine strenge Trennung zwischen einem endogenen und einem exogenen System und
  - spielen die Wechselbeziehungen zwischen Thrombozyten, Gerinnungsfaktoren und Endothel praktisch auf allen Stufen der Gerinnung die entscheidende Rolle: So bewirkt in der ersten Phase einer Verletzung der *von-Willebrand-Faktor (vWF)* die Bindung der Thrombozyten an das subendotheliale Kollagen. Die folgende Thrombozytenaggregation wird dann durch Fibrinogen ausgelöst. In der Folge werden durch Anreicherung von Plättchenfaktor 3 an der Thrombozytenoberfläche Gerinnungsfaktoren adsorbiert. Dies ist die Voraussetzung, um im Zusammenspiel mit Kalzium, Kallikrein und diversen Gewebefaktoren den Faktor X zu aktivieren. Abweichend von dem einfachen Schema in Abb. 11.**1** gibt es dabei z. B. auch eine direkte Aktivierung von Faktor IX durch Faktor VIIa (**Josso-Schleife**).
- Auch diese Aspekte beschreiben natürlich kaum die tatsächlich ablaufenden Vorgänge, die zur Blutgerinnung führen, bieten aber ein Teilverständnis für therapeutische Optionen, z. B. der Thrombozytenaggregationshemmung oder der Behandlung mit aktiviertem Faktor VII.

11.2 Einteilung nach klinischen Gesichtspunkten

Eine Blutungsneigung entsteht entweder
- **präoperativ** aufgrund angeborener oder erworbener Gerinnungsstörungen,
- **intraoperativ** durch Mikrozirkulationsstörung, Verlust von Gerinnungspotenzial, pathologischer Aktivierung des Fibrinolysesystems oder durch Hypothermie (!) oder

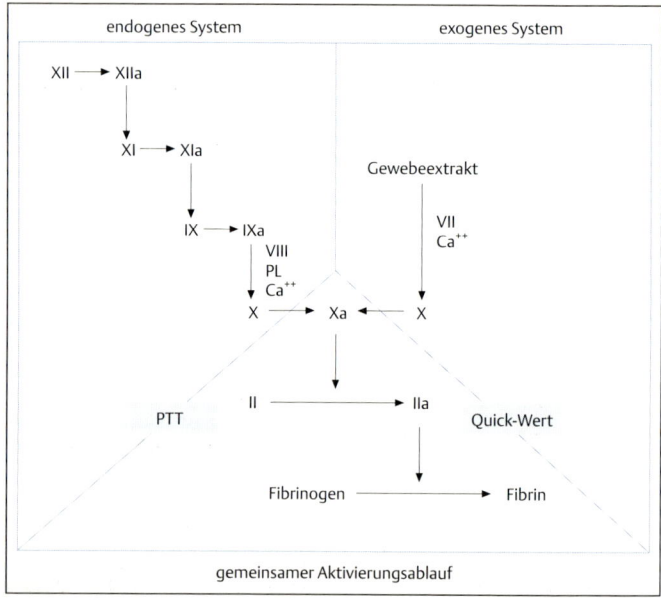

Abb. 11.**1** Thrombinbildung (gibt allerdings nicht mehr das aktuelle Verständnis der plasmatischen Gerinnung wieder). PL = Phospholipide, PTT = partielle Thromboplastinzeit.

- **postoperativ** durch Verlust (chirurgische Nachblutung) oder disseminierte intravasale Koagulation (DIC) im Rahmen von Sepsis, systemischer Entzündungsreaktion (SIRS) und Multiorganversagen.

Klinisch können 3 Arten von Gerinnungsstörungen differenziert werden:
- **Latente Gerinnungsstörung:**
  – Es besteht eine pathologische Aktivierung der Gerinnungskaskade. Die globalen Gerinnungstests – Quick-Wert, partielle Thromboplastinzeit (PTT) und Thrombozytenzahl – fallen noch normal aus.
  – Nach latenten Stadien einer DIC (AT-III-Verbrauch) oder Hyperfibrinolyse (Plasminaktivierung, erhöhte Konzentration an Fibrinspaltprodukten) ist bei entsprechenden Ausgangssituationen zu fahnden. Eine frühzeitige Therapie verhindert oft eine manifeste Blutungsneigung und verbessert das Outcome.

- **Kompensierte Gerinnungsstörung:**
  - Die Globaltests fallen pathologisch aus, es besteht jedoch noch keine Blutungsneigung.
  - Eine Substitutionstherapie mit Frischplasma und Thrombozytenkonzentraten ist ab entsprechenden Interventionsgrenzen indiziert, um eine Blutungsneigung möglichst zu verhindern.
- **Dekompensierte Gerinnungsstörung:**
  - Es bestehen manifeste Blutungen aus Operationswunden und Einstichstellen. Neben der Therapie der Grundkrankheit wird eine differenzierte Blutkomponententherapie notwendig.
  - Leider lässt sich eine dekompensierte Gerinnungsstörung bei manifester Blutung laborchemisch nicht immer eindeutig erfassen, da die Labortests das komplexe Gerinnungsgeschehen in der Mikrozirkulation nur unvollkommen abbilden.
  - Zudem ist in Situationen mit ausgeprägter perioperativer Blutungsneigung die Differenzialdiagnostik „chirurgische Nachblutung versus Gerinnungsstörung" schwierig, da sich beide gegenseitig verstärken und einen *Circulus vitiosus* ausbilden können. Neben der operativen Revision bleibt oft nur ein undifferenzierter Therapieansatz mit Fresh frozen Plasma (FFP) und Gabe von Thrombozytenkonzentraten trotz manchmal normal ausfallender Globaltests (Quick-Wert, PTT, Thrombozytenzahl).

11.3 Einteilung nach ätiologischen Gesichtspunkten

Angeborene Gerinnungsstörungen

- Mit Abstand am häufigsten ist das von-Willebrand-Jürgens-Syndrom.
  - Eine perioperative Blutung führt manchmal zur Erstdiagnose!
  - Therapie: entsprechende Faktorensubstitution und – falls ein Anstieg der Faktoraktivität nach Gabe von Minirin nachgewiesen werden konnte – *DDAVP- (Minirin-)Gabe* nach einem möglichst präoperativ erstellten Schema. Die Einzeldosis beträgt in der Regel *0,4 μg/kgKG* (mittels Perfusor über 30 Minuten).
- Alle anderen Gerinnungsstörungen einschließlich Hämophilie A und B sind sehr selten.

Erworbene Gerinnungsstörungen

- Am häufigsten sind durch Medikamente oder Antikörper ausgelöste **Thrombozytopathien bzw. -penien**. Neben den klassischen Thrombozytenaggregationshemmern kommen praktisch alle Medikamente infrage.
- (Beabsichtigte oder unbeabsichtigte) **therapeutische Gerinnungshemmung** durch Heparin, Cumarine oder Thrombozytenaggregationshemmer.
- Gerinnungsstörungen im Rahmen einer **Urämie** (meist Thrombozytenfunktionsstörung) oder von **Lebererkrankungen** (Faktorenmangel, chronische Verluste, Thrombozytopenie).
- Verlust- und Verbrauchskoagulopathien (s. unten).
- **Akute DIC/Hyperfibrinolysen** durch Einschwemmung thromboplastischer oder plasminaktivierender Substanzen (Typ Fruchtwasserembolie),
- **Chronische DIC** (Typ Sepsis).

11.4 Perioperative Blutung

Gerinnungsstörungen durch perioperative Blutverluste beruhen auf
- einer Verlustkoagulopathie,
- einer Verbrauchskoagulopathie (infolge der schockbedingten Mikrozirkulationsstörung) oder
- einer primären oder sekundären Hyperfibrinolyse,

wobei sich in fortgeschrittenen Stadien alle 3 Mechanismen gegenseitig bedingen und daher nebeneinander vorkommen bzw. ineinander übergehen.

Verlustkoagulopathie

Die Therapie bzw. Vorbeugung der Verlustkoagulopathie erfolgt durch eine differenzierte Blutkomponententherapie. Dabei ergeben sich folgende Interventionsgrenzen:
- *Erythrozytenkonzentrate*: Transfusionsgrenzen sind nicht eindeutig definiert. Aber:
  - Bei einem blutenden Patienten wird ein Hb-Wert von 10 g/dl angestrebt, da eine Anämie antikoagulatorisch wirkt bzw. zumindest der primären Hämostase entgegenwirkt!
  - Sobald die Blutung beherrscht ist, werden niedrigere Hb-Werte toleriert, wobei bis heute keine evidenzbasierten Daten darüber vorliegen, welche Hb-Werte unter welchen Umständen noch zu tolerieren sind, ohne Organschäden zu induzieren. Auch für den älteren Intensivpatienten mit einer Organinsuffizienz wird jedoch ein Hb-Wert von 8 g/dl als ausreichend erachtet.
- *FFP*: Quick-Wert von < 40 %, PTT von > 45 Sekunden, bei manifester Blutung früher.
- *Fibrinogen*: Spiegel von < 100 mg/dl. Diese Option bleibt Ausnahmefällen vorbehalten, da durch FFP-Gabe meist eine ausreichende Fibrinogensubstitution erfolgt.
- *Thrombozyten* werden transfundiert, wenn bei anhaltender oder zu erwartender Blutung oder dringender Operation die Thrombozytenzahl < 50.000/µl beträgt oder auf diesen Wert abzufallen droht (also gegebenenfalls durchaus schon bei einem Wert von 100.000/µl transfundieren). Ohne diese Indikationen gibt es keine generelle Transfusionsgrenze!

Disseminierte intravasale Gerinnung (DIC), Verbrauchskoagulopathie

Neben der seltenen akuten Verlaufsform (s. oben) ist die subakute/chronische Form der DIC durch Massivtransfusion, Schock, SIRS (Systemic inflammatory Response Syndrome) oder Sepsis häufig. Die Diagnose ist unter Umständen schwierig zu stellen, da sich ein erhöhter Umsatz von Gerinnungsfaktoren bei *jeder* traumatisch oder infektiös ausgelösten Entzündungsreaktion zeigt.
- **Latente DIC**
  - Bei oben genannten Auslösern muss nach einer möglichen DIC gefahndet werden (Diagnostik: AT-III-Spiegel niedrig, Spiegel der Fibrinogenspaltprodukte hoch, Thrombozytenzahl niedrig).

– Therapie: AT-III-Substitution auf Werte von > 80 % und Heparingabe, solange keine Blutungsneigung besteht.

● **Kompensierte DIC:**
  – Diagnostik: wie oben; zusätzlich niedriger Quick-Wert und erhöhte PTT.
  – Therapie: AT III, Heparin, FFP – Gabe nach den oben genannten Interventionsgrenzen.

● **Dekompensierte DIC:**
  – Diagnostik: wie oben; zusätzlich manifeste Blutung und/oder Zeichen der progressiven Multiorgandysfunktion wegen kapillärer Stase und Thrombenbildung. Eventuell Anzeichen einer (sich gegebenenfalls verselbstständigenden) **Hyperfibrinolyse.**
  – Therapie: differenzierte Blutkomponententherapie. Bei Hyperfibrinolyse gegebenenfalls Aprotinin, in schwersten Fällen Faktor VIIa.

11.5 Gerinnungspräparate

Antithrombin III (AT III) und Heparin

● Indikation: AT III bei allen Formen der DIC. Heparin ist nur bei lang andauernder/chronischer Verlaufsform, nicht bei akuter schwerer Blutung indiziert. Nach wie vor ist der positive Effekt von Heparin auf den Verlauf einer DIC umstritten. Bei Hyperfibrinolyse Gabe von AT III und gegebenenfalls Heparin *vor* antifibrinolytischer Therapie.
● Dosierung:
  – *AT III:* Anzahl der Einheiten =
    (angestrebter AT-III-Spiegel – aktueller AT-III-Spiegel) $\times$ kg KG $\times$ 0,5.
  – *Heparin: 50 – 100 IE/Stunde.*

 Eine Verlustkoagulopathie ist keine Indikation zur AT-III-Substitution.

Protamin

● Indikation: Antagonisierung einer Heparinwirkung.
● Dosierung: Die noch vermutete Heparinrestwirkung wird 1 : 1 antagonisiert.

DDAVP (Desmopressin, Minirin)

● Indikation: Antagonisierung einer Thrombozytenaggregationshemmung durch Einnahme von ASS oder anderer Aggregationshemmer, Urämie, von-Willebrand-Jürgens-Syndrom. DDAVP wird häufig auch mit Erfolg ex juvantibus bei ätiologisch unklarer Thrombozytopathie angewandt.
● Dosierung: *0,4 µg/kgKG,* nach 6 Stunden wiederholbar.

Vitamin K, PPSB (Prothrombinkomplex)

- Indikation: Antagonisierung von Cumarinen, hepatische Synthesestörung.
- Dosierung:
  - *Vitamin K: 3-mal 10 mg/Tag.*
  - *PPSB: Anzahl der Einheiten = (Quick-Wert$_{soll}$ – Quick-Wert$_{ist}$) $\times$ kg KG $\times$ 0,5.*

> **!**
> **Bei einer Verbrauchskoagulopathie ist PPSB kontraindiziert,**
> **da die Thrombenbildung in der Mikrozirkulation zunehmen kann.**

Gefrorenes Frischplasma (FFP)

- Indikation: im Rahmen der Blutkomponententherapie (s. oben), bei kompensierter DIC nach Interventionsgrenzen, bei Cumarinblutung und bei hepatischer Synthesestörung.
- Dosierung: Wenn die Indikation zur FFP-Gabe gestellt wurde, erfolgt die Transfusion in ausreichender Menge und in kurzer Zeit! 1 ml FFP/kg KG erhöht das Gerinnungspotenzial um 1%, das heißt 250 ml FFP erhöhen das Gerinnungspotenzial bei einem Patienten mit einem Körpergewicht von 70 kg um 3 – 4%.

Thrombozytenkonzentrate (TK)

- Indikation: Im Rahmen der Blutkomponententherapie (s. oben) nach Interventionsgrenzen, bei Thrombozytopathie auch bei normaler Thrombozytenzahl.
- Dosierung: In der Regel 2 gepoolte TK als Einzeldosis.

Tranexamsäure (Anvitoff)

- Indikation: primäre und sekundäre Hyperfibrinolyse, falls diese als eigenständige Blutungsursache angesehen werden muss. Bei der DIC geht die Therapie der Hyperkoagulation mit AT III, FFP und gegebenenfalls Heparin zunächst vor. Als Proteinaseinhibitor wird zur Behandlung der DIC eher Aprotinin angewendet (s. oben).
  - Bemerkung: Die Indikation ist wegen einer zu befürchtenden Thromboseneigung mit Verschlechterung eines Multiorganversagens streng zu stellen. Die fortgesetzte Low-dose-Heparinisierung und die AT-III-Substitution sind wichtig, auch bei manifester Blutung.
- Dosierung: Initialbolus von 250 – 500 mg, anschließend (bei Wirksamkeit) 125 – 250 mg/Stunde über 6 – 8 Stunden mittels Perfusor.

Faktor VIIa (NovoSeven)

- Indikation: Häufig ist dies eine hocheffiziente Therapie bei nicht beherrschbarer Blutung und evidenter (manchmal jedoch nicht mit den Gerinnungstests korrelierender) Gerinnungsstörung. Primär wurde der rekombinante Faktor VIIa für die erworbene Hemmkörperhämophilie mit Antikörpern gegen Faktor VIII/IX zugelassen. Erfolgreiche Blutstillungen können aber auch bei ansonsten infausten chirurgischen und traumatologischen Blutungen ohne vorbestehende Gerinnungsstörungen erzielt werden (Kenet et al. 1999). Ein *frühzeitiger* Einsatz kann den Circulus vitiosus aus Verlustkoagulopathie, Hypothermie und Verbrauchskoagulopathie durchbrechen.

- Dosierung: Empfohlen werden 120 μg/kgKG (Martinowitz et al. 2005), in der Regel wird allerdings auch mit 90 μg/kgKG ein ausreichender Effekt erzielt. Unter Umständen kann die Therapie nach 2 Stunden wiederholt werden.

> **!** Eine besonders gute Indikation scheint bei Gerinnungsstörungen zu bestehen, die mit einer Hypothermie verbunden sind bzw. von dieser verursacht werden! Eine Azidose muss zuvor immer ausgeglichen werden, da sonst keine Wirkung zu erwarten ist!

- Die Anwendung ist wegen der fehlenden Zulassung ein Heilversuch, und das Präparat ist sehr teuer. Trotzdem ist der Therapieversuch immer dann gerechtfertigt, wenn *nach einem hohen Blutverlust bei einem ausgekühlten Patienten klinisch eine Ungerinnbarkeit des Blutes* besteht und eine Fortsetzung der Massivtransfusion notwendig erscheint, obwohl die Blutungsquelle mit hoher Wahrscheinlichkeit chirurgisch suffizient versorgt werden konnte.
- Darüber hinaus kann intraoperativ bei dekompensierter Gerinnung eine chirurgische Blutungsquelle durch die Gabe von aktiviertem Faktor VII demaskiert und dadurch erst versorgt werden.

Einzelfaktoren

- Indikation: Abgesehen von Fibrinogen (s. oben) beschränkt sich die Substitution von Einzelfaktoren auf die seltenen Fälle einer angeborenen Gerinnungsstörung.
- Dosis: Je nach Blutungsrisiko wird bis zu den in Tab. 11.**1** angegebenen Mindestwerten substituiert. Für die Dosierungsintervalle sind die entsprechenden Halbwertszeiten zu berücksichtigen (Tab. 11.**2**).

Tabelle 11.1 Mindestaktivitäten/-konzentrationen von Gerinnungsfaktoren in Abhängigkeit vom Blutungsrisiko

Gerinnungsfaktoren	Blutungsrisiko		
	Niedrig	Mittel	Hoch
Fibrinogen	100 mg/dl	100 mg/dl	> 150 mg/dl
Faktoren II, V, VIII, IX und X	20%	30%	50%
Faktor VII	10%	20%	50%
Faktor XIII	3%	5%	(> 50%)
Faktor XII	Substitution nicht erforderlich		
von-Willebrand-Faktor	Therapie richtet sich nach dem PFA-100-Test		

Tabelle 11.2 Halbwertszeiten der Gerinnungsfaktoren

Faktor	Halbwertszeit
I	4 – 6 Tage
II	3 Tage
V	12 Stunden
VII	4 – 6 Stunden
VIII	8 – 18 Stunden
IX	24 – 30 Stunden
X	24 – 60 Stunden
Antithrombin III	1,5 – 2,5 Tage

12   Hämodynamisches Monitoring

12.1   Basismaßnahmen

- **Patientenuntersuchung**:
  - Herzauskultation,
  - Beurteilung der Ventilation und des neurologischen Status des Patienten,
  - Erkennen einer Zentralisation,
  - Beurteilung der Kapillarfüllung,
  - Beachtung der Urinausscheidung;
- Beurteilung des **Herzrhythmus** und der **Herzfrequenz** (häufig Verlust des Sinusrhythmus durch Volumenmangel, aber auch bei Vorhofüberdehnung);
- Beurteilung der **arteriellen Druckkurve** (Kurvenform?, Inzisur?, Blutdruckamplitude?). Die Atemabhängigkeit der Kurve bei Volumenmangel unter kontrollierter Beatmung ist für einen Volumenmangel pathognomonisch (Abb. 12.**1**).
- Die **zentralvenöse Sauerstoffsättigung** korreliert in der Regel für klinische Belange ausreichend mit der gemischtvenösen Sauerstoffsättigung und kann leicht über Blutentnahmen aus dem zentralen Venenkatheter bestimmt oder – aus hygienischen Gründen vorzuziehen (!) – kontinuierlich photometrisch gemessen werden, z. B. mit dem CeVOX-System der Firma Pulsion. Um die zent-

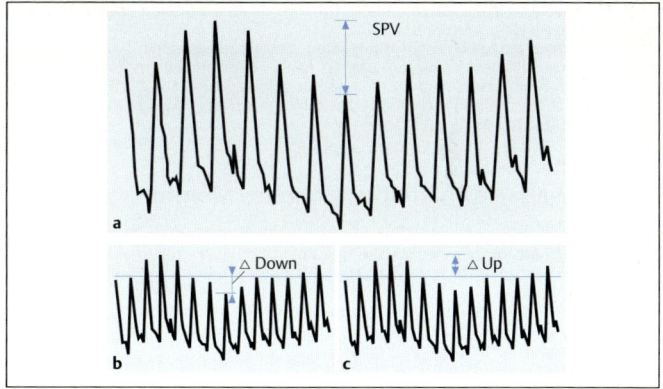

Abb. 12.**1**   Systolische Druckvariation (SPV), Abbildung nach Perel et al. (1989). Die SPV kann in 2 Segmente unterteilt werden: Δ Up und Δ Down, ausgehend vom „systolischen Mitteldruck", der in einer kurzen Apnoephase oder unmittelbar präinspiratorisch festgestellt wird. Δ Up wird größer (und Δ Down verschwindet) bei einem Low Output infolge einer myokardialen Insuffizienz; Δ Down wird größer bei einer Abnahme des venösen Rückstroms zum Herzen, also bei Hypovolämie (Niemer 1992).

ralvenöse (eigentlich gemischtvenöse) Sauerstoffsättigung (SvO$_2$) zur Beurteilung der hämodynamischen Situation heranzuziehen, muss der Kliniker ihre 4 Einflussgrößen kennen:

$$SvO_2 = SaO_2 - \frac{\dot{V}O_2}{HZV \times Hb \times 1,34}.$$

Dabei ist SaO$_2$ die arterielle Sauerstoffsättigung, $\dot{V}O_2$ der Sauerstoffverbrauch, HZV das Herzzeitvolumen und Hb die Hämoglobinkonzentration.
Eine Änderung der SvO$_2$ ist also nur als gleichsinnige Änderung des Herzzeitvolumens zu werten, wenn sich an den anderen 3 Einflüssen (Sauerstoffverbrauch, Oxygenierung, Hämoglobinkonzentration) nichts geändert hat.

- Der **zentrale Venendruck** (ZVD) ist hingegen als absolute Größe für die Beurteilung des Volumenstatus wertlos. Selbst Änderungen des ZVD im zeitlichen Verlauf können erst dann für eine Beurteilung herangezogen werden, *nachdem* auf andere Weise Klarheit über die Volumensituation des Patienten zustande kam. Auch in diesen Fällen ist die visuelle Beurteilung der auf dem Monitor dargestellten Venendruckkurve wichtiger als der digital angezeigte Venenmitteldruck, um Veränderungen der Kurvenmorphologie (a-Welle, v-Welle, Druckamplitude etc.) zu erfassen (Abb. 12.**2**).

Im Fall einer hämodynamischen Instabilität geben die Anamnese und das genannte Basismonitoring in der Regel ausreichende Informationen, um die Ursache einzugrenzen und zu therapeutischen Entscheidungen zu gelangen.
Die sorgfältige Beobachtung der Auswirkung einer therapeutischen Maßnahme, z. B. einer probatorischen Volumengabe von 200 ml in 5 Minuten (**„Volume Challenge"**), bringt häufig weitere Klarheit.
Mit der bettseitigen **transösophagealen Echokardiographie** wurde darüber hinaus ein nur gering invasives Verfahren in die Intensivmedizin eingeführt, das einen raschen Überblick über die Kontraktilität und die Volumenfüllung des Herzens erlaubt und daher die klassischen invasiven Methoden des erweiterten hämodynamischen Monitorings zurückgedrängt hat.

12.2 Erweitertes hämodynamisches Monitoring

Hierzu zählen die Messung der Drücke im Lungenkreislauf und die Thermodilutionsverfahren zur Bestimmung des Herzzeitvolumens:
- **„einfacher" Pulmonalarterienkatheter** mit diskontinuierlicher Bestimmung des Herzzeitvolumens,
- Pulmonalarterienkatheter mit kontinuierlicher Bestimmung des Herzzeitvolumens und photometrischer Messung der gemischtvenösen Sauerstoffsättigung (**„CCO-Katheter"** mit Vigilance-Monitor),
- **PiCCO-System** als transkardiopulmonales Thermodilutionsverfahren.

Obwohl für keines dieser Verfahren bisher der Nachweis erbracht werden konnte, dass die Anwendung eine Verbesserung des Patienten-Outcome bewirkt, sind sie doch in vielen Einzelfällen in der Lage, allein durch die erforderliche erhöhte Aufmerksamkeit und das dadurch verbesserte pathophysiolgische Verständnis für eine konkrete hämodynamische Situation die Therapie zu optimieren. Ein Vergleich der Verfahren ist in Tab. 12.**1**, eine Indikationsliste in Tab. 12.**2** aufgeführt.

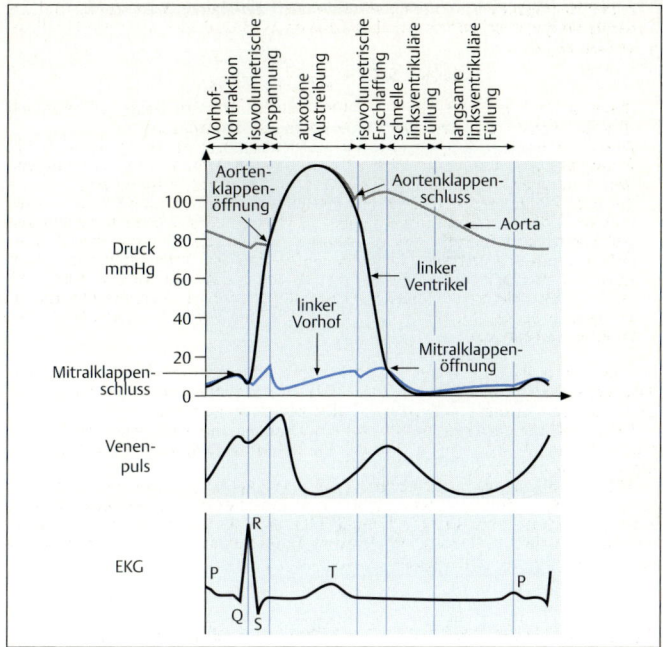

Abb. 12.2   Herzzyklus mit Darstellung der Venendruckkurve, Abbildung nach Bleifeld (1988).
a-Welle: Vorhofkontraktion
c-Welle: Vorwölbung der Trikuspidalklappen zu Beginn der Ventrikelkontraktion
x-Tal: systolischer Kollaps (Ventilebnenmechanismus)
v-Welle: Vorhoffüllung bei geschlossener Trikuspidal-/Mitralklappe
y-Tal: diastolischer Kollaps (rasche Ventrikelfüllung)

Weitere Verfahren zur nichtinvasiven Messung des Herzzeitvolumens (z. B. **Bioimpedanzmethode**, **Dopplersonographie** und Messung des Herzzeitvolumens über eine partielle CO_2-Rückatmung nach dem **Fickschen Prinzip**) sind in der Klinik entbehrlich, da sie meist unter physiologischen Verhältnissen recht gut, aber unter pathologischen Umständen nur unzureichend validiert sind.

Tabelle 12.**1**   Vergleich der Verfahren des erweiterten hämodynamischen Monitorings

Parameter	Verfahren		
	PiCCO	Konventioneller Pulmonaliskatheter	CCO-Katheter (Vigilance)
Messung des Herzzeitvolumens	Gleiches Messverfahren (Thermodilution)		
Kontinuierliche Messung des Herzzeitvolumens	Pulskonturanalyse	–	Durch intermittierende automatisierte Thermodilution (Wärme) in kurzen Abständen
Abschätzung der linksventrikulären Vorlast	Erfolgt durch Berechnung des „intrathorakalen Blutvolumens"	Volumenmessungen grundsätzlich nicht möglich, daher wird die Abschätzung durch Messung des „Wedge-Drucks" vorgenommen.	
Beurteilung des globalen Volumenstatus	Intrathorakales Blutvolumen; Bestimmung der Schlagvolumenvariation aus der Pulskonturanalyse		
Abschätzung des extravaskulären Lungenwassers	Wird direkt berechnet	–	–
Abschätzung der linksventrikulären Kontraktilität	Direkte Berechnung eines „kardialen Funktionsindex (CFI)" und der Druckanstiegsgeschwindigkeit (dP/dt_{max}) aus der Pulskontur	Nur indirekt möglich, z. B. über die Bestimmung des Schlagvolumens oder des linksventrikulären Schlagarbeitsindex	
Abschätzung der rechtsventrikulären Nachlast	–	Pulmonalisdruckmessung und Berechnung des pulmonalvaskulären Widerstandes	

Tabelle 12.**2**   Indikationen des erweiterten hämodynamischen Monitorings

Indikationen	Verfahren		
	PiCCO	Konventioneller Pulmonaliskatheter	CCO-Katheter (Vigilance)
Beurteilung des Sauerstoffprofils	–	Nur intermittierend nach Abnahme einer gemischtvenösen Blutprobe zu berechnen	Durch die kontinuierliche Messung der SvO$_2$ jederzeit leicht zu berechnen
Akute Linksherzinsuffizienz, postoperatives Low-Output-Syndrom	+++ Am wenigsten invasiv und für die meisten Fragestellungen (HZV, Vorlast, Nachlast) gut geeignet	++	+ Für diese Indikation in der Regel zu teures und zu aufwändiges Verfahren
(Verdacht auf) Rechtsherzinsuffizienz	+	+++ Immer dann vorzuziehen, wenn der PVR von Interesse ist	++
(Verdacht auf) Lungenembolie/ pulmonale Hypertonie	–	+++	+
SIRS/Sepsis/ MODS ohne pulmonale Insuffizienz	+++ Gute Volumensteuerung über ITBI und EVLW; Katecholamintherapie nach HZV, SVRI und CFI	+	++ Berechnung des Sauerstoffprofils und kontinuierliche Messung des HZV von Vorteil

Tabelle 12.**2** Fortsetzung

Indikationen	Verfahren		
	PiCCO	**Konventioneller Pulmonaliskatheter**	**CCO-Katheter (Vigilance)**
SIRS/Sepsis/ MODS mit pulmonaler Insuffizienz	**+++** Wegen längerer Liegedauer, geringerer Invasivität (Gerinnung?) und guter Aussagekraft zum Volumenstatus oft Verfahren der Wahl	**+** Die kontinuierlichen HZV-Messverfahren sind in der Regel vorzuziehen.	**+++** Vorteile: Vor allem bei Lagerungsmaßnahmen ist die SvO$_2$ ein guter globaler Parameter für Oxygenierung und HZV. Zudem ist die Berechnung des Sauerstoffprofils möglich.
ARDS	**+++** Beurteilung des EVLW vorteilhaft; Einflüsse der Beatmung auf das HZV direkt erkennbar, lange Liegedauer des Katheters möglich	**+** Mindestmaßnahme	**+++** Vor allem bei Lagerungsmaßahmen ist die SvO$_2$ ein guter globaler Parameter für Oxygenierung und HZV.

– = nicht geeignet, + = geeignet, ++ = gut geeignet, +++ = Methode der Wahl

„Einfacher" Pulmonalarterienkatheter

- Bei der Anlage des Pulmonalarterienkatheters ist auf ein streng aseptisches Vorgehen zu achten:
  - immer sterilen Kittel für den Arzt bereithalten,
  - sterile Handschuhe auch für die assistierende Pflegekraft zur Verfügung stellen,
  - großzügiges steriles Abdecken des Patienten und gegebenenfalls neue Abdeckung nach dem Legen der Pulmonalisschleuse,
  - Verwenden der Schutzhülle für den Pulmonaliskatheter.
- **Punktionsorte für den Pulmonaliskatheter:**
  - V. subclavia links (1. Wahl, da von hier günstigster Katheterverlauf).
  - V. jugularis interna rechts (2. Wahl; nahezu gleichwertig, aber etwas schwierigere Pflege).
  - Alle anderen Venen der oberen Extremität sind Punktionsorte der 3. Wahl.
  - Die Vv. femorales bleiben Ausnahmesituationen vorbehalten.

- Das **Herzzeitvolumen** wird durch Injektion eines definierten Kältebolus in das proximale Lumen des Pulmonalarterienkatheters und die gemessene Temperaturänderung am distalen Lumen des Pulmonalarterienkatheters nach dem Stewart-Hamilton-Verfahren errechnet:

$$HZV = \frac{(Tb - Ti) \times Vi \times K}{\int \Delta Tb \cdot dt}.$$

Dabei ist HZV das Herzzeitvolumen, Tb die Bluttemperatur, Ti die Injektattemperatur, Vi das Injektatvolumen, K der Korrekturfaktor (unter anderem abhängig von Injektattemperatur und -volumen) und das Integral die Fläche unter der Thermodilutionskurve.

- Aus der Formel geht als praxisrelevant für den Anwender hervor,
  - dass die Messgenauigkeit zunimmt, je größer die Temperaturdifferenz zwischen Blut und Injektat sowie je höher das Injektatvolumen ist;
  - dass die Katheterkonstante korrekt sein muss (in modernen Herzzeitvolumen-Computern durch die korrekte Eingabe von Injektatvolumen und -temperatur sichergestellt) und
  - dass eine geringe Temperaturänderung am Thermistor ein hohes Herzzeitvolumen bedeutet und umgekehrt.
- Zu einem **falsch-hoch gemessenem Herzzeitvolumen** führt daher jede Form des Indikatorverlustes:
  - fälschlich zu gering appliziertes Injektatvolumen,
  - Undichtigkeit an der Verbindungsstelle zwischen Spritze und Katheteranschluss,
  - Vorliegen eines intrakardialen Rechts-links-Shunt,
  - höhergradige Trikuspidal- oder Pulmonalklappeninsuffizienz.
- Ein Links-rechts-Shunt kann ein Rezirkulationsphänomen auslösen, das in der Thermodilutionskurve einen sekundären Peak verursacht, die Fläche unter der Kurve vergrößert und zu einem **falsch-niedrig gemessenen Herzzeitvolumen** führt.
- Der „Wedge-Druck", das heißt der pulmonalarterielle Verschlussdruck (PAWP) kann nur orientierend unter Berücksichtigung folgender Faktoren als Hinweis auf die linksventrikuläre Vorlast, das heißt das linksventrikuläre enddiastolische Volumen (LVEDV), gewertet werden:
  - Korrekte Lage der Pulmonalkatheterspitze in einem nicht oberhalb des linken Vorhofs gelegenen Lungenbezirk, in dem sowohl der pulmonalarterielle als auch der pulmonalvenöse Druck über dem intraalveolären Druck liegt (Zone 3 nach West). Ein unter dem enddiastolischen Pulmonalarteriendruck gemessener PAWP mit einer typischen und im Fall eines Sinusrhythmus *doppelgipfligen Druckkurve* ist ein gutes Indiz für das Vorliegen von Zone-3-Bedingungen.
  - Proportionale Beziehung zwischen PAWP, pulmonalvenösem Druck, linksatrialem Druck, linksventrikulärem enddiastolischem Druck und enddiastolischem linksventrikulärem Volumen. Diese Bedingungen schließen die sinnvolle Verwendung des PAWP als Vorlastparameter in zahlreichen Situationen, z. B. bei einem Mitralklappenfehler, aus und relativieren sie bei einer niedrigen oder einer sich rasch ändernden linksventrikulären Compliance.
  - Andererseits kann die **Analyse der Wedge-Druck-Kurve** zu therapeutischen Konsequenzen führen, z. B. bei einer hohen a-Welle als Hinweis auf eine erniedrigte Kammer-Compliance oder bei einer hohen v-Welle als Hinweis auf eine Mitralklappeninsuffizienz.

- Lässt sich ein Katheter nicht in die „Wedge-Position" bringen, liefert aber technisch einwandfrei den Pulmonalarteriendruck, kann er belassen und der diastolische Pulmonalarteriendruck – bei normalem pulmonalem Gefäßbett und einer Herzfrequenz von < 120 /Minute – als orientierender Vorlastparameter verwendet werden. Insbesondere bei Rhythmusstörungen soll die die „Wedge-Position" nicht erzwungen werden.
- Auf der Basis des mittels Thermodilution bestimmten Herzzeitvolumens und der im Lungenkreislauf gemessen Drücke werden die **Kreislaufwiderstände** sowie rechts- und linksventrikulärer **Schlagvolumenindex** errechnet. Die Berechnungen sind gewöhnlich in die Herzzeitvolumen-Computer integriert, lassen sich aber schneller mit dem Taschenrechner durchführen:
  - Systemischer Widerstand im großen Kreislauf (SVR):

$$\text{SVR} = \frac{\text{MAP} - \text{ZVD}}{\text{HZV}} \times 80.$$

  Dabei ist MAP der mittlere arterielle Blutdruck, ZVD der zentrale Venendruck und HZV das Herzzeitvolumen. Der Normwert beträgt $800 - 2200 \, \text{dyn} \times \text{s} \times \text{cm}^{-5}$.
  - Pulmonalvaskulärer Widerstand (PVR):

$$\text{PVR} = \frac{\text{PAPm} - \text{PAWP}}{\text{HZV}} \times 80.$$

  Dabei ist PAPm der pulmonalarterielle Mitteldruck, PAWP der pulmonalarterielle Verschlussdruck und HZV das Herzzeitvolumen. Der Normwert beträgt $50 - 250 \, \text{dyn} \times \text{s} \times \text{cm}^{-5}$.
  - Rechtsventrikulärer Schlagarbeitsindex (RVSWI):

$$\text{RVSWI} = \frac{\text{CI} \times \text{PAPm} \times 13{,}6}{\text{HF}}.$$

  Dabei ist CI der Herzindex und HF die Herzfrequenz. Der Normwert beträgt $8 - 12 \, \text{g/m}$.
  - Linksventrikulärer Schlagarbeitsindex (LVSWI):

$$\text{LVSWI} = \frac{\text{CI} \times \text{MAP} \times 13{,}6}{\text{HF}}.$$

  Der Normwert beträgt $50 - 60 \, \text{g/m}$.
- Für die genannten errechneten Werte ist zu beachten, dass sie nicht mehr Information liefern können als in den ermittelten Herzzeitvolumen- und Druckmessungen steckt sowie dass sie nicht isoliert für Therapieentscheidungen herangezogen werden dürfen. Beispiel: Der rechnerisch hohe periphere Widerstand bei einem infarktbedingten myokardialen Versagen ist Folge und nicht Ursache des erniedrigten Herzzeitvolumens und insofern nicht primäres Therapieobjekt.

CCO-Katheter mit Vigilance-Monitor
(Continuous-cardiac-Output-Katheter)

- Das Herzzeitvolumen wird (pseudo-)kontinuierlich (durch automatische Wärme-bolusapplikation in kurzen Intervallen mittels einer Heizspirale im proximalen Katheterbereich), kann aber auch intermittierend mittels manueller Kälte-bolusapplikation über eine jeweilige Thermodilution gemessen werden. Außer-dem erfolgt eine simultane kontinuierliche Messung der gemischtvenösen Sauer-stoffsättigung (spektrophotometrisches Verfahren).
- Der Hauptvorteil des Gerätes besteht darin, dass die zeitaufwändigen Einzelmes-sungen des Herzzeitvolumens entfallen und Änderungen der Hämodynamik zeit-nah erfasst werden.
- Neben den oben angegebenen hämodynamischen Parametern kann das Sauer-stoffprofil (DO_2, VO_2 und O_2ER; s. unten) des Patienten vom Vigilance-Monitor nach Eingabe der geforderten Werte berechnet werden. Wegen der umständli-chen Eingabe und aus didaktischen Gründen ist aber auch hier eine Berechnung mit einem Taschenrechner vorzuziehen:
  – Sauerstoffangebot (DO_2):

$$DO_2 = CI \times Hb \times 1{,}34 \times SaO_2.$$

Der Normwert beträgt 500–600 ml/Minute/m^2.
- Sauerstoffverbrauch ($\dot{V}O_2$):

$$\dot{V}O_2 = CI \times Hb \times 1{,}34 \times (SaO_2 - SvO_2).$$

Der Normwert beträgt 100–160 ml/Minute/m^2.
- Sauerstoffextraktionsrate (O_2ER):

$$O_2ER = \frac{SaO_2 - SvO_2}{SaO_2}.$$

Der Normwert beträgt 25%.
- Für die kontinuierliche SvO_2-Bestimmung ist während des Betriebs immer dann eine In-vivo-Kalibration vorzunehmen, wenn sich der Hb-Wert geändert hat (z. B. durch eine Transfusion) oder spätestens alle 24 Stunden.
- Beachte: Der CCO-Katheter ist heparinbeschichtet (Kontraindikation: heparin-induzierte Thrombozytopenie, HIT) und daher ein Arzneimittel, das über die Apotheke bezogen werden muss.

PiCCO-System (Puls Contour Cardiac Output)

- Auch hier erfolgt die Bestimmung des Herzzeitvolumens über die Auswertung einer Thermodilutionskurve nach Applikation eines Kältebolus in die obere Hohl-vene bzw. in den rechten Vorhof. Der Messort liegt aber im arteriellen System des großen Kreislaufs, also weiter „stromabwärts", jenseits des Lungenkreislaufs (diskontinuierliches transkardiopulmonales Thermodilutionsverfahren).
- **Punktionsorte für den arteriellen Thermodilutionskatheter:**
  – A. femoralis (1. Wahl): 5-F-Katheter mit einer Länge von 20 cm;
  – A. axillaris (2. Wahl): 4-F-Katheter mit einer Länge von 8 cm.

- Durch die Auswertung der Zeitdifferenz zwischen Bolusapplikation und Eintreffen des Kältebolus am Thermistor erhält der Anwender eine Aussage über das intrathorakale Blutvolumen, das ein valider Parameter für die linksventrikuläre Vorlast ist. Durch eine mathematische Analyse des absteigenden Schenkels der Thermodilutionskurve wird darüber hinaus eine Aussage über das extravaskuläre Lungenwasser getroffen.

> **!** Wegen des auch im PiCCO-System angewandten Thermodilutionsverfahrens bestehen für die Bestimmung des Herzzeitvolumens dieselben methodischen Beschränkungen und Fehlermöglichkeiten wie beim Pulmonalarterienkatheter. Hinzu kommen durch die größere Entfernung zwischen Kältebolusapplikation und Thermistor weitere Möglichkeiten eines Indikatorverlusts mit Bestimmung eines falsch-hohen Herzzeitvolumens, z. B. durch Mitral- oder Aorteninsuffizienz oder durch aortale Aneurysmen.

- Da die Volumenberechnungen im PiCCO-System auf der vorangegangen Bestimmung des Herzzeitvolumens beruhen, müssen auch diese Werte vom Anwender kritisch interpretiert werden. Bei relevanten intrakardialen oder intrapulmonalen Shunts wird das Verfahren wertlos.
- Namengebend für das PiCCO-System ist die fortlaufende Auswertung der Fläche unter der Blutdruckkurve (**Pulskonturanalyse**), die in einem gewissen Maße mit dem Herzzeitvolumen korreliert. Dadurch kann kontinuierlich eine Herzzeitvolumenmessung angezeigt werden, die aber nicht für wichtige Therapieentscheidungen heranzuziehen ist, da der angezeigte Wert methodenimmanent eine große Fehlerbreite aufweist (z. B. bei Änderungen des peripheren Widerstandes). Stattdessen ist bei einer aktuellen Fragestellung eine erneute Thermodilutionsmessung durchzuführen!
- Die fortlaufende Analyse der Pulskurve ermöglicht die **Anzeige der systolischen Blutdruckvariation** in Prozent und generiert damit einen brauchbaren digitalen Parameter als Indikator für einen Volumenmangel.
- Hauptvorteile des PiCCO-Systems gegenüber dem Pulmonalarterienkatheter sind die geringere Invasivität und die Möglichkeit der längeren Liegedauer.

13 Harnblasenkatheterisierung

13.1 Methoden

- Bei praktisch jedem Intensivpatienten muss zur Ermöglichung der Urinausscheidung und/oder zur engmaschigen Flüssigkeitsbilanzierung eine Harnblasenkatheterisierung vorgenommen werden.
- Dabei spielt der aus bakteriologischer Sicht theoretisch vorteilhafte **sterile intermittierende Einmalkatheterismus** wegen seines hohen Aufwandes und der Unmöglichkeit der stündlichen Bilanzierung keine nennenswerte Rolle.
- Für die **permanente Harnableitung** stehen die folgenden Katheter zur Verfügung:
  – transurethrale Latexkatheter,
  – transurethrale Silikonkatheter (gegebenenfalls mit Temperaturmessleitung),
  – suprapubische Katheter ohne Blockerballon,
  – suprapubische Katheter mit Blockerballon (gegebenenfalls mit Temperaturmessleitung),
  – diverse Spezialkatheter (Spülkatheter, Tiemann-Katheter etc.).

13.2 Transurethrale Harnableitung

- Transurethrale Latexkatheter dürfen nur zur Kurzzeitdrainge verwendet werden, wenn zudem eine Latexallergie ausgeschlossen ist. Bei längerfristiger Blasendrainage müssen **Vollsilikonkatheter oder Polyurethankatheter** zur Anwendung kommen.
- Katheter mit einer Temperaturmessleitung sind zu bevorzugen.
- Es ist grundsätzlich das dünnste vertretbare Lumen zu verwenden – bei klarem Urin $\leq 14 - 16$ Ch!

Vorteile des transurethralen Katheters

- Wenige Kontraindikationen. Zu diesen gehört z. B. eine bekannte Harnröhrenstriktur. Absolut kontraindiziert ist die Harnröhrenkatheterisierung außerdem bei nicht sicher ausgeschlossener Harnröhrenruptur, also z. B. in der Notfallaufnahme bei vorderer Beckenringfraktur mit Symphysensprengung.
- Einfache, vom Pflegepersonal durchzuführende Technik der Kathetereinlage,
- Möglichkeit der Dauerspülbehandlung.

Nachteile des transurethralen Katheters

- Gefahr von Harnröhrenläsionen oder einer postinstrumentellen Urethritis mit der Spätfolge der Striktur,
- Gefahr von Prostatitis und Epididymitis,
- Miktionsversuch und Restharnprüfung nicht möglich,
- hoher Pflegeaufwand im Rahmen der Katheterhygiene,
- Missempfindungen (Fremdkörpergefühl, Harndrang) für den Patienten.

13.3 Suprapubische Harnableitung

- Jede längerfristige Katheterisierung ist eine Indikation zur Anlage eines suprapubischen Blasenkatheters.
- Es besteht keine Einigung darüber, wie lange ein transurethraler Katheter beim Intensivpatienten toleriert werden darf. In den „Empfehlungen zur Prävention und Kontrolle Katheter-assoziierter Harnwegsinfektionen" des Robert-Koch-Instituts (2000) wird keine Unterscheidung zwischen Männern und Frauen vorgenommen sowie als Indikation für die suprapubische Harnableitung eine *Katheterliegedauer von > 5 Tagen* genannt.
- Eine dieser Empfehlung entgegenstehende Strategie besteht darin, *bei Männern bereits nach spätestens 72 Stunden* eine suprapubische Harnableitung vorzunehmen, um das oben angegebene Risiko einer Harnröhrenstriktur zu reduzieren, sowie *bei Frauen hingegen transurethrale Katheterliegezeiten von 7 – 14 Tagen* noch zu tolerieren. Ein Argument für dieses Vorgehen ist, dass vom hygienischen Standpunkt aus der Unterschied zwischen transurethraler und suprapubischer Harnableitung nicht groß ist, das heißt dass es bei der suprapubischen Harnableitung zwar etwas später zur Bakteriurie kommt, diese aber letztlich ebenso wie bei der transurethralen Dauerkathetereinlage auf längere Sicht unvermeidlich ist.
- Bei anatomisch normalen Verhältnissen ist der blockbare Katheter mit Temperaturmessleitung der Katheter der Wahl. Er wird nicht angenäht. Durch eine Klebefixierung des geblockten Katheters unter leichtem Zug können Blutungskomplikationen in der Regel deutlich reduziert werden.
- Zum Wechseln der Katheter über einen Draht ist der nichtblockbare Katheter, der angenäht werden muss, einfacher zu handhaben.

Vorteile des suprapubischen Katheters

- Schonung der Harnröhre (Vermeidung der Strikturgefahr),
- Reduktion nosokomialer Harnwegsinfektionen (umstritten; s. oben),
- Möglichkeit der Spontanmiktion und der Restharnbestimmung,
- geringer Pflegeaufwand,
- geringe subjektive Patientenbelästigung.

Nachteile des suprapubischen Katheters

Die Anlage ist ein **operativer Eingriff** mit sehr seltenen, aber gegebenenfalls schwerwiegenden Komplikationen (vor allem Blutung; im schwerwiegendsten Fall Darmverletzung). Bei schwierigen anatomischen Verhältnissen (Adipositas permagna, Zustand nach abdominellen Voroperationen) muss die supapubische Blasenpunktion unter sonographischer Kontrolle erfolgen!

13.4 Anmerkungen

- Bei jeder Katheterisierung (transurethral oder suprapubisch) sowie bei jeder Manipulation am Katheter ist auf strengste Asepsis zu achten.
- Katheteranlagen dürfen nur von geschultem Personal nach streng standardisiertem Vorgehen vorgenommen werden.
- Spezialkatheter werden grundsätzlich konsiliarisch vom Urologen oder vom urologisch erfahrenen Chirurgen indiziert und gelegt.
- Ein Katheterwechsel erfolgt nicht routinemäßig nach festgelegten Wechselintervallen, aber rechtzeitig nach Bedarf (Inkrustation, Obstruktion, Verschmutzung).
- Das Screening auf einen Harnwegsinfekt besteht in der einmal wöchentlichen sowie bei Verdacht in der sofortigen Untersuchung des Urinstatus und der Urinkultur.

14 Hirndrucktherapie

14.1 Therapieziel

- Intrakranieller Druck (Intracranial Pressure, ICP) von < 20–25 mmHg,
- cerebraler Perfusionsdruck (Cerebral Perfusion Pressure, CPP) von > 70 mmHg.
  - Anmerkung: Zur genauen Bestimmung des CPP (= MAP – ICP) müssen sich die Druckaufnehmer für MAP und ICP beide auf Höhe des äußeren Gehörgangs befinden – eine Bedingung, die in der Praxis oft nicht erfüllt ist, da der arterielle Druckaufnehmer häufig tiefer positioniert wird. Wird von dieser Praxis nicht abgewichen, ist zumindest eine klinikinterne Standardisierung über die Position der Druckaufnehmer und gegebenenfalls eine Anpassung des genannten Therapieziels erforderlich!

14.2 Basismaßnahmen

Lagerung

- Oberkörperhochlagerung (maximal 30°). Dabei ist auf das Blutdruckverhalten zu achten: Bei Blutdruckabfall gegebenenfalls auf die Oberkörperhochlagerung verzichten.
- Vermeidung von Kopfrotation, -beugung oder -überstreckung (Kopf und Oberkörper in *einer* Achse).

Analgosedierung

Siehe hierzu Kap. 7.

Beatmung

- Eine Beatmung ist indiziert bei jeder Hypoxämie und auch bei leichter Hyperkapnie. Dabei besteht das Ziel darin, den $paCO_2$ auf 35–40 mmHg und die arterielle Sauerstoffsättigung über 95 % zu halten!
- Eine Hypokapnie ist zu vermeiden.
- Der maximale Beatmungsdruck darf 35 mbar nicht übersteigen.
- Ein mäßiger PEEP von 5–8 mbar hat keinen negativen Einfluss auf die zerebrale Perfusion und wird zudem durch eine leichte Oberkörperhochlagerung kompensiert.
- Ein möglichst frühzeitiges Weaning wird angestrebt. Ein kontinuierlich erhöhter ICP von > 30 mmHg spricht aber gegen einen Weaning-Versuch.

Normothermie

- Gegebenenfalls ist eine konsequente physikalisch oder pharmakologisch induzierte Temperatursenkung erforderlich. Bei allen Maßnahmen immer auf eine ausreichende Volumenzufuhr achten!
- Als temperatursenkende Pharmaka werden verwendet:
  - Paracetamol,
  - Metamizol oder
  - ein **modifizierter „lytischer Cocktail"** (20 mg Urapidil + 100 mg Promethazin + 100 mg Pethidin = 10 ml; diese Mischung milliliterweise verabreichen).

Normales Milieu interne

- Normoglykämie (wichtig – Hyperglykämien verschlechtern durch Erhöhung des intrazellulären Laktatspiegels bei anaeroben Bedingungen die Prognose).
- Flüssigkeitstherapie – bei Trauma/Schock konsequente Volumensubstitution. Kolloide sind indiziert, und die Small Volume Resuscitation ist möglicherweise von Vorteil.
- Hypotone Lösungen (auch Ringerlaktatlösung) sind bei ausgeglichenem Wasserelektrolythaushalt kontraindiziert.

Ausgleich von Störungen des Natrium- und Wasserhaushalts

- Bei **zentralem Diabetes insipidus** (exzessive Diurese, spezifisches Harngewicht von < 1010 bzw. Urinosmolalität von < 300 mosmol/Liter bei steigendem Serumnatriumgehalt):
  - Ersatz des Wasserdefizits durch angepasste Elektrolytlösungen. In der Praxis wird so vorgegangen, dass die Natriumkonzentration im Urin bestimmt (auch bettseitig über das Blutgasanalysegerät möglich) und die Infusionstherapie gegebenenfalls mittels einer Kombination von Glukose 5 % sowie Halb- und Zweidrittelelektrolytlösungen daran ausgerichtet wird. Eine bereits eingetretene Hypernatriämie ist dabei wegen der Hirnödemgefahr *langsam* auszugleichen.
  - *DDAVP (Minirin), 1 – 2 µg subkutan*, z.B. alle 4 Stunden. Behandlungsbeginn auch intravenös. Eine *einmalige* Gabe kann auch ex juvantibus (zur Diagnosesicherung des zentralen Diabetes insipidus) erfolgen.
- Bei zentraler Hyponatriämie muss unterschieden werden zwischen einem SIADH (Syndrome of inappropriate ADH Secretion) und einem CSW (Cerebral Salt Wasting Syndrome):
  - **SIADH** (Urinnatriumgehalt von > 25 mmol/Liter trotz Hyponatriämie, Zunahme des Extrazellulärvolumens): Flüssigkeitsrestriktion; bei Natriumkonzentration von < 115 mmol/Liter vorsichtige Natriumsubstitution (Gefahr der zentralen pontinen Myelinolyse).
  - **CSW** (Urinnatriumgehalt von > 50 mmol/Liter trotz Hyponatriämie, Abnahme des Extrazellulärvolumens): Volumenausgleich mit 0,9 %iger NaCl-Lösung.

- Formel für den Wasserüberschuss/-mangel bei Hypo-/Hypernatriämie:

$$\text{Wasserüberschuss/-defizit} = \frac{Na_{soll} - Na_{ist}}{Na_{soll}} \times 0{,}6 \times \text{kg KG.}$$

- Formel für den Natriummangel/-überschuss bei Hypo-/Hypernatriämie:

$$\text{Natriummangel/-überschuss} = (Na_{soll} - Na_{ist}) \times 0{,}2 \times \text{kg KG.}$$

14.3 Spezielle Maßnahmen

Osmodiuretika (Mannitol)

- Indikation: anhaltender ICP von > 25 mmHg.
- Wirkungsweise: Erhöhung des osmotischen Gradienten zwischen Hirnparenchym und Blutkompartiment durch Erhöhung der Serumosmolarität. Bei defekter Blut-Hirn-Schranke kann es durch verzögerte Clearance aus dem Hirngewebe zur Gradientumkehr kommen (*Rebound Phänomen*).
- Monitoring: ICP, Plamaosmolarität.
- Durchführung: Initial bis 1 g/kg KG möglich, dann 0,3 g/kg KG (etwa 125 ml), maximal alle 2 Stunden. Bis zur maximalen Plasmaosmolarität von 320 mosmol/Liter erfolgt die zügige Bolusgabe zur Erzeugung eines osmotischen Gradienten.
- Wertung: Bei kurzzeitiger Gabe (3 – 4 Tage) gesicherte Wirksamkeit, bei längerer Gabe (> 4 Tage) Rebound-Effekt zu erwarten.

Moderate Hyperventilation

- Indikation: passager erhöhter ICP.
- Ziel: $paCO_2$ von 30 – 34 mmHg.
- **Cave:** Es besteht die Gefahr einer zerebralen Ischämie, wenn der $paCO_2$ < 30 mmHg beträgt.

Barbiturattherapie

- Indikation: Ausschöpfung aller sonstigen Maßnahmen bei ICP-Werten von > 25 mmHg über 30 Minuten, > 30 mmHg über 15 Minuten und > 40 mmHg über eine Minute.
- Wirkungsweise: Unter anderem kommt es durch eine Reduktion des Hirnmetabolismus und eine Reduktion des intrazellulären pH-Wertes über einen verminderten zerebralen Blutfluss zur Senkung des ICP. Darüber hinaus werden weitere komplexe Mechanismen diskutiert.
- Monitoring: *kontinuierliche Barbituratgabe nur unter EEG-Ableitung* (Burst Suppression): BIS-Monitoring oder behelfsweise mindestens einmal täglich EEG.
- Durchführung: zunächst bolusweise (125 mg) Gabe bis maximal 5 – 8 mg Thiopental/kg KG. Wenn kein Effekt eintritt, erfolgt keine weitere Barbiturattherapie. Ansonsten bis zur Burst Suppression dosieren und dann kontinuierliche Gabe von 3 – 5 mg/kg KG/Stunde.

- Therapieende: bei Erreichen eines ICP von < 20 mmHg für > 12 Stunden; ausschleichende Beendigung.
- Nebenwirkungen:
  - neurologische Beurteilung nicht mehr möglich, deshalb großzügig indizierte kraniale Kontroll-Computertomographien erforderlich;
  - Kreislaufdepression (Volumen/Katecholamine);
  - wesentlich erhöhte Infektionsrate (mikrobiologisches Monitoring!).
- Wertung: Eine Prognoseverbesserung ist bei sachgerechter Barbiturattherapie durch manche Studien belegt, durch andere nicht. In Abb. 14.**1**, welche die Empfehlungen eines Expertenforums der DGAI (1997) darstellt, wird die Barbiturattherapie daher unter den *Therapieversuchen* aufgeführt.

14.4 Therapieversuche

Für die im Folgenden genannten Maßnahmen ist der Nachweis eines verbesserten Patienten-Outcome nicht belegt.

Forcierte Hyperventilation

- Indikation: Ultima-Ratio-Therapie.
- Ziel: Erreichen eines $paCO_2$ von < 30 mmHg.
- Dauer: nur kurz zur Überwindung des erhöhten ICP anwenden.
- Problem: Gefahr der zerebralen Ischämie durch Vasokonstriktion.
- Monitoring: Blutgasanalyse, Jugularvenenoxymetrie oder Messung des $ptiO_2$ (Hirngewebesauerstoffpartialdruck).

Tris-Puffer

- Indikation: Therapieoption mit sofortiger Wirkung, die als überbrückende Maßnahme in kritischen Phasen angewendet werden kann (z.B. bei einem akuten Hirndruckanstieg im Rahmen einer zur Computertomographie erforderlichen Flachlagerung des Patienten).
- Wirkungsweise: Korrektur einer zerebralen Laktazidose, Aufbau eines osmotischen Gradienten und Diuresesteigerung.
- Durchführung: bei therapieresistentem Hirndruck Gabe von 0,3 – 2 mmol/kg KG/ Stunde als Bolus bis zu einem maximalen arteriellen pH-Wert von 7,6.
- Wertung: ICP-senkende Wirkung gesichert, in Studien jedoch keine Besserung des Outcome; zudem meist nur kurzfristiger Effekt.

Therapieziele:
ICP < 20 – 25 mmHg (Grenzwerte je nach Messmethode)
[ICP = intrakranieller Druck]
CPP > 70 mmHg
[CPP = zerebraler Perfusionsdruck (MAP - ICP mittel)]

Basistherapie/Basisdiagnostik:
- primäres CT
- Analog-Sedierung
- Oberkörper-Hochlagerung (max. 30°)
- Normokapnie
- Normothermie
- normales „milieu interne": Hb, Hk, E'lyte, BZ usw.

ICP-Druckaufnehmer anlegen

extrazerebrale Ursache?
→ nein

nach Primär-CT **zerebrale Schädigung** wahrscheinlich?
→ ja

ICP > 20 – 25 mmHg? (Grenzwerte je nach Messmethode)
← ja ← nein →

stufenweise **Reduktion** der ICP-Therapie

→ ja

Liquordrainage, wenn möglich

mäßige **Hyperventilation** PaCO$_2$: 30 – 35 mmHg

tiefe Sedierung (CPP > 70 mmHg)

Mannit (20%) 0,3 g/kg über 15 – 30 min bis zu 12 mal/Tag max. Serumsmolarität: 320 mosmol/l

CT-Wiederholung erwägen (Ausschluss? Raumforderung)

ICP > 20 – 25 mmHg? (Grenzwerte je nach Messmethode)
← ja   nein →

→ ja

Therapieversuche:
- Barbiturattherapie (EEG-Monitoring)
- forcierte Hyperventilation? Ziel: PaCO$_2$: 25 – 30 mmHg; Monitoring: Jugularvenen-Oxymetrie oder Hirngewebs-PO$_2$
- milde Hypothermie?
- Trispuffer?
- Dekompressionstrepanation?

Milde Hypothermie

- Indikation: viel versprechender Therapieversuch zur Prognoseverbesserung bei therapierefraktär erhöhtem ICP. Insbesondere zeigten Studien bei Schlaganfallpatienten, dass eine moderate Hypothermie ohne gravierende Nebenwirkungen toleriert wurde und zu einer Reduktion der Mortalität nach schweren Mediainfarkten führte. Für Patienten mit Schädel-Hirn-Trauma existieren diesbezüglich noch keine Empfehlungen.
- Ziel: Körpertemperatur von $34,0-36,5°C$.
- Durchführung: langsame Abkühlung mittels physikalischer Maßnahmen (Aufdecken, nasse Tücher, Kaltluftdecke).
- Dauer: 24 bis maximal 72 Stunden.
- (Theoretische) Nebenwirkungen:
  - verminderte Aussagekraft elektrophysiologischer Untersuchungen,
  - Herzrhythmusstörungen,
  - Beeinträchtigung der Blutgerinnung,
  - verminderte Wundheilung,
  - verminderte Infektabwehr.

Glukokortikoide

Wertung: Beim tumorbedingten Hirnödem besteht eine gute Wirksamkeit (palliativ). Bei Schädel-Hirn-Trauma besteht keine Wirksamkeit, allerdings eine hohe Nebenwirkungsrate.

Dekompressionstrepanation

- Neurochirurgische Indikationsstellung.
- Wird als Therapiemethode der Wahl bei **raumfordernden Kleinhirninfarkten** angesehen, obwohl keine Daten aus kontrollierten und randomisierten Studien verfügbar sind.
- Bei **raumfordernden Hemisphäreninfarkten** konnte in manchen retrospektiven Studien die Mortalität ebenfalls reduziert werden, ohne die Anzahl schwer behinderter Überlebender zu erhöhen. Kontrovers wird allerdings die Indikation zur osteoklastischen Trepanation über der dominanten Hemisphäre diskutiert.
- Wahrscheinlich führt beim **Schädel-Hirn-Trauma** die Dekompressionstrepanation *bei frühzeitiger Durchführung* insbesondere bei Kindlichen und Jugendlichen zu einer Verbesserung des Outcome, nicht aber bei sehr alten Patienten. Es existieren jedoch keine Empfehlungen zu Altersgrenzen.

◄ Abb. 14.**1** Stufenschema zur Behandlung des erhöhten intrakraniellen Drucks bei Schädel-Hirn-Trauma (DGAI 1997).

15 Intubation/Tracheotomie

15.1 Methoden

Nachdem sich die Punktionstracheotomie in den vergangenen Jahren als fester Bestandteil der Beatmungstherapie etabliert hat, stehen 4 mögliche Zugänge für die Beatmung zur Verfügung:

- orotracheale Intubation,
- nasotracheale Intubation,
- Punktionstracheotomie:
  - nach Ciaglia,
  - nach Griggs,
  - nach Fantoni;
- chirurgische Tracheotomie.

Die Entscheidung über den Zugang zur Beatmung muss für jeden Patienten je nach Gegebenheiten (Anatomie der Nase, Anatomie des Halses, Möglichkeit der Mundpflege, Toleranz gegenüber dem Tubus etc.) individuell getroffen werden. Trotzdem erlaubt die Datenlage inzwischen einige Therapieempfehlungen.

15.2 Orale/nasale Intubation

- Ein analgosedierter und kontrolliert beatmeter Patient bleibt mindestens bis zur Reduktion der Sedierung, in aller Regel aber bis zur Extubation **oral intubiert**, wenn nicht eine Tracheotomie vorzuziehen ist.
- **Indikation für die nasale Intubation** kann neben anatomischen Notwendigkeiten (z. B. Kieferverdrahtung) in wenigen Fällen auch die Entwöhnungsphase vom Respirator sein, wenn diese durch den oralen Tubus wesentlich erschwert wird. Dabei darf ein Patient wegen der Schädigung der Nase und der nahezu unvermeidlichen Entwicklung einer Sinusitis **nicht länger als 3 Tage nasal intubiert** sein.
- Für den (seltenen) Fall einer nasalen Intubation sind **nasale Spezialtuben** vorzuhalten, die aus einem flexibleren und weicheren Material bestehen als Standardtuben.
- Für die **blinde oder fiberoptische nasotracheale (Wach-)Intubation** werden **Woodbridge-Tuben** verwendet, weil sie in diesen Fällen für den Patienten am schonendsten und für den Anwender am einfachsten zu handhaben sind. Sie werden von wachen Patienten auch am besten toleriert, haben aber Nachteile bei der Tubuspflege und beim endotrachealen Absaugen.
- Bei einer (absehbar) längeren Intubation (die **etwa die Dauer von 10 Tagen** überschreitet) soll **möglichst frühzeitig eine Tracheotomie** erfolgen. Der Grund besteht darin, dass durch eine frühzeitige Tracheotomie
  - die Beatmungsdauer verkürzt werden kann (Arabi et al. 2004) und
  - es zu einer signifikanten Reduktion nosokomialer Pneumonien kommt (Rumbak et al 2004).

15.3 Tracheotomie

- Die Punktionstracheotomie hat gegenüber einer prolongierten Intubation folgende Vorteile:
  - Senkung des Atemwegswiderstands,
  - Vereinfachung der Mund- und Trachealtoilette,
  - Ermöglichung der oralen Ernährung,
  - Reduzierung des Sedativa- und Analgetikabedarfs,
  - Vermeidung einer direkten Larynxschädigung.
- Sie ist aber wegen des instabilen Punktionskanals kein Konkurrenzverfahren zur herkömmlichen chirurgischen Tracheotomie!
- Hinsichtlich der Früh- und Spätkomplikationen bestehen zwischen den 3 genannten Verfahren der Punktionstracheotomie keine Unterschiede (Byhan et al. 2005). Seit auch bei der Methode nach Ciaglia die Dilatation der Trachealöffnung in der Regel in einem Schritt durchgeführt wird („BlueRhino"), sind sich die Methode nach Griggs (Abb. 15.1) und nach Ciaglia sehr ähnlich. Die Methode nach Fantoni ist wegen der notwendigen Umintubation deutlich aufwändiger, ohne im Ergebnis Vorteile zu bringen.
- Wegen des instabilen Punktionskanals muss Folgendes beachtet werden:
  - Erster Kanülenwechsel nicht vor dem (7. –) 10. Tag.
  - Ist absehbar, dass der Patient mit belassener Trachealkanüle in eine weiterbehandelnde Klinik (z. B. in eine Rehabilitationseinrichtung!) verlegt wird, sollte aus Sicherheitsgründen die Anlage eines chirurgischen (epithelialisierten) Tracheostomas erfolgen.
  - Kann ein bereits mit einem Punktionstracheostoma versorgter Patient wider Erwarten nicht vor seiner Entlassung dekanüliert werden, muss das Punktionstracheostoma operativ in ein epithelialisiertes Tracheostoma umgewandelt werden.
  - Wird ein Patient mit einem Dilatationstracheostoma aus der Intensivstation verlegt, muss die Verantwortlichkeit für den Kanülenwechsel bzw. die Dekanülierung interdisziplinär geklärt sein.
- **Kontraindikationen** für die Dilatations-(Punktions-)Tracheotomie:
  - Kinder und Jugendliche unter 18 Jahren (unzureichende Erfahrungen!),
  - Unmöglichkeit der konventionellen Intubation (z. B. bereits erfolgte Kieferverdrahtung),
  - Unmöglichkeit, den Eingriff unter fiberoptischer Kontrolle durchzuführen,
  - Gerinnungsstörungen,
  - Abstand zwischen dem Unterrand des Ringknorpels und dem Sternum von < 1,5 cm,
  - nicht eindeutig palpable Kehlkopfstrukturen.
- **Komplikationen** der Punktionstracheotomie:
  - Akzidentielle Dekanülierung. Das Risiko kann durch die Einhaltung der genannten Regeln verringert werden.
  - Blutung. Diese Komplikation ist statistisch in der Literatur nicht gut erfasst. Wegen der (geringen) Gefahr einer akuten Blutung während des Eingriffs muss grundsätzlich die Möglichkeit einer operativen Intervention durch einen chirurgischen Kollegen gegeben sein. Tückisch ist die geringe, zunächst unbemerkte postoperative Blutung in die Trachea, die über eine Koagelbildung nach Stunden oder Tagen zu einer akuten Tracheaobstruktion führen kann. Diese Komplikation muss Ärzten und Pflegekräften bekannt sein, um bereits

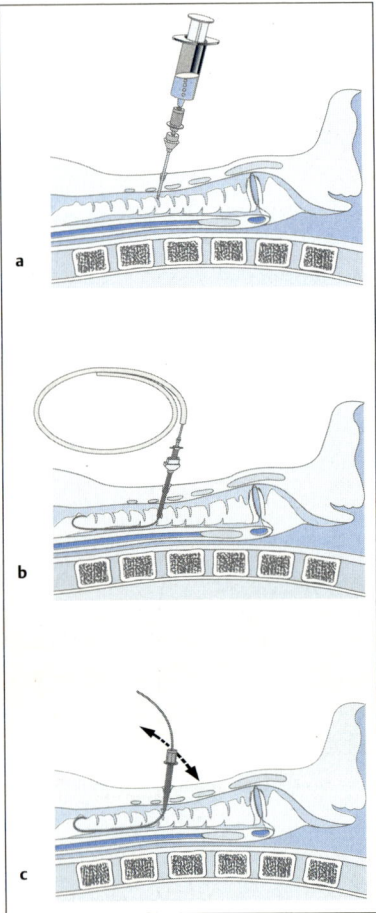

Abb. 15.**1** Dilatationstracheotomie nach Griggs mittels einer über einen Führungsdraht geleiteten Dilatationspinzette. Die obligate endoskopische Kontrolle durch den zurückgezogenen Tubus (Blockermanschette vor der Stimmritze) ist nicht abgebildet.

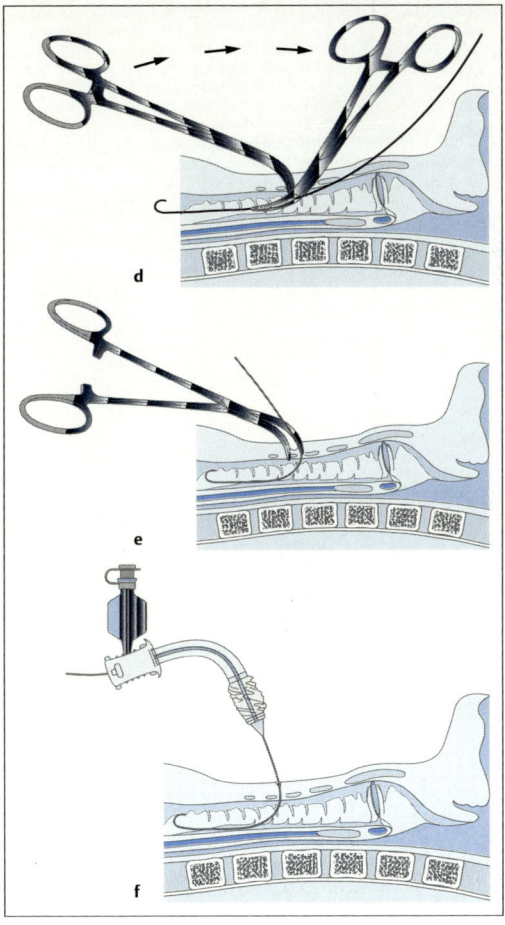

d

e

f

bei einem Verdacht (blutiges Trachealsekret) eine diagnostische fiberoptische Tracheoskopie vorzunehmen.

– Trachealstenose als Spätkomplikation. Hier liegt inzwischen umfangreiches Datenmaterial vor (Byhan et al. 2005), aus dem hervorgeht, dass Stenosen eher seltener und in eher geringergradiger Ausprägung auftreten als bei der chirurgischen Tracheotomie. Falls es allerdings zu einer operationsbedürftigen Stenose kommt, ist diese chirurgisch oft schwieriger zu versorgen (Raghuraman 2005), weil die typische Stenose nach Punktionstracheotomie höher und damit kehlkopfnäher liegt als die typische Stenose nach chirurgischer Tracheotomie.

16   Kardiovaskuläre Medikation

Da die aktuelle hämodynamische Situation eines Patienten nur unter Vorbehalten anhand von Messwerten beurteilt werden kann (s. Kap. 12), ist es nicht sinnvoll, Therapiekonzepte für hämodynamische Konstellationen in Form von Algorithmen darzustellen. Deshalb werden im Folgenden lediglich die in der Intensivmedizin gebräuchlichen Pharmaka aufgelistet und einige „Eckpunkte" der Therapie genannt.

16.1   Katecholamine

Adrenalin

- α-, β1- und β2-Mimetikum;
- Anfangsdosierung: 0,025 – 0,1 µg/kg KG/Minute;
- stärkste positiv inotrope Substanz;
- in niedriger Dosierung geringer Einfluss, in mittlerer bis hoher Dosierung zunehmend steigender Einfluss auf den peripheren Widerstand;
- in der frühen postkardiochirurgischen Phase zusammen mit Dopamin Mittel der Wahl beim Low-Output-Syndrom;
- mögliche Kombinationspartner: Noradrenalin, Dopamin, Dobutamin, Enoximon, Vasodilatanzien;
- in der Regel kein Einsatz als Monotherapeutikum;
- möglichst kein Einsatz bei der septischen Kreislaufinsuffizienz (s. Kap. 41).

Noradrenalin

- α- und β1-Mimetikum;
- Anfangsdosierung: 0,05 – 0,1 µg/kg KG/Minute;
- positiv inotrope Substanz mit starker vasokonstriktorischer Wirkung;
- Mittel der Wahl bei allen Zuständen, die durch einen stark erniedrigten peripheren Widerstand gekennzeichnet sind und bei denen eine zusätzliche positive Inotropie erwünscht ist;
- auch als Kombinationspartner von vasodilatatorischen Substanzen geeignet, um deren periphere Wirkung auf den Gefäßtonus zu antagonisieren (Dobutamin, Enoximon);
- mögliche Kombinationspartner: Adrenalin, Dopamin, Dobutamin, Enoximon, Vasodilatanzien;
- in niedriger Dosierung auch als Monotherapeutikum anwendbar, statt Dosissteigerung dann aber Kombination.

Dopamin

- Katecholamin mit komplexer Wirkung: in niedriger Dosierung dopaminerg, in mittlerer β-mimetisch, in hoher zunehmend α-mimetisch;
- Anfangsdosierung: 2 µg/kg KG/Minute;
- in niedriger Dosierung zwar *diuresefördernd*, aber weder nephroprotektiv noch bei der Behandlung eines eingetretenen Nierenversagens wirksam;
- geeignet als positiv inotrope Substanz bei leichterer Myokardinsuffizienz, z. B. nach Herzoperationen;
- bewährter Kombinationspartner für Dobutamin (eventuell – aber nicht grundsätzlich! – in fixer Kombination 1 : 1 oder 1 : 2) in der Spätphase nach Herzoperationen bei anhaltend reduzierter Ventrikelfunktion;
- in niedriger Dosierung (2 – 4 µg/kg KG/Minute) häufig ausreichend zur Steigerung des mittleren arteriellen Drucks (MAP) bei neurochirurgischen Patienten oder bei Patienten mit leichter Sepsis;
- unter Umständen (bei nicht intakter Blut-Hirn-Schranke) *negative Auswirkungen auf das Zentralnervensystem* (im Sinne eines zentralen anticholinergen Syndroms – ZAS – wirkend?);
- bei langer und/oder hochdosierter Anwendung über Hemmung der Prolaktinsekretion möglicherweise *immunsuppressiv*;
- mögliche Kombinationspartner: Adrenalin, Dobutamin, Enoximon, Vasodilatanzien;
- Wertung: wegen der problematischen Pharmakodynamik entweder vollständiger Verzicht auf die Substanz oder zumindest Beschränkung auf den Dosierungsbereich von 2 – 6 µg/kg KG/Minute.

Dobutamin

- β-Mimetikum;
- Anfangsdosierung: 2 – 4 mg/kg KG/Minute.
- Mittel der Wahl zur Steigerung des Herzzeitvolumens und bei allen Zuständen, bei denen eine positive Inotropie und eine Vasodilatation (Nachlastsenkung) gewünscht sind;
- als Monotherapeutikum wegen zu starker Blutdrucksenkung häufig nicht einsetzbar, daher guter Kombinationspartner für Noradrenalin;
- in der *frühen* postkardiochirurgischen Phase meist ungeeignet, in der *späten* beim persistierenden Low-Output-Syndrom obligater Kombinationspartner.

Norfenefrin

- α-Mimetikum;
- Anfangsdosierung: 2 – 4 µg/kg KG/Minute;
- Einsatz als Vasokonstriktor bei stark erniedrigtem peripheren Widerstand (Sepsis, Postperfusionssyndrom), wenn eine positiv inotrope Wirkung nicht notwendig oder erwünscht ist (z. B. bei hypertrophischer obstruktiver Kardiomyopathie, HOCM);
- mögliche Kombinationspartner: Adrenalin, Dobutamin.

16.2 Phosphodiesterasehemmer: Enoximon

- Dosierung: 5–12 µg/kg KG/Minute, gegebenenfalls zu Beginn Bolusgabe von 0,25–0,5 mg/kg KG;
- rezeptorunabhängig positiv inotrop und dabei synergistisch zu allen β-Mimetika wirksam sowie vasodilatierend (nachlastsenkend);
- Problematik der langen Halbwertszeit (6 Stunden) sowie der Nebenwirkung der Thrombozytopenie;
- Beschränkung der Anwendung auf 48 Stunden;
- kein Monotherapeutikum;
- bester Kombinationspartner: Adrenalin, möglich ist auch Noradrenalin (Wegen erfahrungsgemäß zu starker Senkung des mittleren arteriellen Drucks ist die Kombination mit Dobutrex nicht sinnvoll.);
- häufig sinnvoll nach Mitralklappenchirurgie, bei schwerem, protrahiertem postkardiochirurgischen Low-Output-Syndrom, bei Rechtsherzversagen und nach Herztransplantation.

16.3 Vasodilatanzien

Nitroglycerin

- (Vor allem venöser) Vasodilatator;
- Dosierung: 0,5–2 µg/kg KG/Minute.
- Einsatz vor allem zur Prophylaxe und Therapie der Myokardischämie, da durch Senkung der Vor- und Nachlast die myokardiale O_2-Versorgung verbessert wird; versuchsweiser Einsatz bei pulmonaler Hypertonie und Rechtsherzinsuffizienz gerechtfertigt, allerdings unter Beachtung der relativen Kontraindikationen (s. unten);
- Einschränkung des Einsatzes durch Blutdruckabfall, Reflextachykardie und Toleranzentwicklung.
  Durch mögliche Aufhebung der hypoxischen Vasokonstriktion ist bei hypoventilierten Lungenarealen mit einer Erhöhung des intrapulmonalen Rechts-links-Shunt und einer Verschlechterung der Oxygenierung zu rechnen;
- **absolute Kontraindikationen:**
  - Myokardinfarkt mit Low Output,
  - Schock jeder Form,
  - HOCM,
  - erhöhter intrakranieller Druck;
- **relative Kontraindikationen:**
  - Rechtsherzinfarkt (benötigt meist Volumen!),
  - Cor pulmonale und arterielle Hypoxie (s. oben),
  - Mitralstenose,
  - Glaukom.
- Zur Vermeidung einer Nitrattoleranz soll mit der kleinsten möglichen Dosis therapiert und ein nitratfreies Dosierungsintervall von täglich 8 Stunden eingehalten werden. Acetylcystein und ACE-Hemmer vermindern möglicherweise die Nitrattoleranz.

Prostazyklin (PGI2)

- Vasodilatatorisch (und thrombozytenaggregationshemmendes) Prostaglandin;
- Dosierung: 5 – 20 ng/kg KG/Minute;
- Verwendung vorwiegend zur rechtsventrikulären Nachlastsenkung durch pulmonale Vasodilatation;
- immer einhergehend mit (erwünschter oder unerwünschter) systemischer Vasodilatation;
- inhalative Anwendung (10 – 100 ng/kg KG/Minute) erscheint viel versprechend, ist aber wegen der noch nicht standardisierten technischen Applikation nur als Heilversuch durchführbar.

Enalapril

- Intravenös applizierbarer ACE-Hemmer;
- Dosierung: 1 Ampulle (1,25 mg) als Bolus, bei kontinuierlicher Applikation 4 – 12 Ampullen/Tag.
- Obwohl das Hauptanwendungsgebiet der ACE-Hemmer die orale Gabe bei chronischer Herzinsuffizienz ist, kann Enalapril i. v. auch vorteilhaft als Nachlastsenker in der Intensivmedizin eingesetzt werden. Zu beachten ist die lange Halbwertszeit; besondere Vorsicht ist bei höhergradiger Niereninsuffizienz geboten.
- Beste Indikation ist die myokardinfarktbedingte Herzinsuffizienz mit normalem oder erhöhtem peripheren Widerstand.
- Die Kombination mit Katecholaminen ist möglich, jedoch nicht mit Enoximon und anderen Vasodilatatoren.

Nitroprussid-Natrium (Nipruss)

- Stark wirksamer direkter arterieller und venöser Vasodilatator;
- Dosierung: 0,3 – 2 µg/kg KG/Minute;
- Abbau zu Zyanid, das in der Leber zu Thiozyanat umgewandelt und renal eliminiert wird (Halbwertszeit: 4 – 7 Tage).
- Nur bei einer Dosis von > 2 µg/kg KG/Minute oder einer Gesamtdosis von > 0,5 mg/kg KG wird die **Zugabe von Natriumthiosulfat** erforderlich, das die Toxizität durch Bereitstellung von Thiolgruppen senkt.
    - Verhältnis der Dosis von Nipruss zu Thiosulfat = 1 : 10;
    - bei Zyanidintoxikation: Gabe des Antidots 4-DMAP (3 – 4 mg/kg KG i. v.).
- Indikation ist die Erfordernis einer kurzfristigen, raschen und zuverlässigen Blutdruck- und/oder Nachlastsenkung. Einschränkend wirken die Toxizität und die Möglichkeit einer ausgeprägten Reflextachykardie.

Nifedipin/Verapamil

- Kalziumantagonisten;
- Dosierungen: für Nifedepin 0,2 – 2,0 mg/Stunde, für Verapamil 2 – 6 mg/Stunde.
- Die vasodilatierende Wirkung der Kalziumantagonisten soll nur zur Hypertonie-behandlung oder zur Therapie arterieller Spasmen genutzt werden. Zur Nachlast-senkung bei akuter Herzinsuffizienz, insbesondere bei ischämischer Genese, sind die anderen Vasodilatatoren vorzuziehen.

Urapidil (Ebrantil)

- α-Blocker;
- Dosierung: als Bolusgabe 25 – 50 mg, zum Infusionsstart 2 mg/Minute, zur Erhal-tung 5 – 9 mg/Stunde;
- Mittel der Wahl zur akuten Blutdrucksenkung bei neurochirurgischen Patienten, weil die zerebrovaskuläre Autoregulation nicht beeinflusst wird.
- Wirkungen, Nebenwirkungen und Kontraindikationen (z. B. Aortenisthmusste-nose) sind aus dem Wirkmechanismus ableitbar. In Kombination mit anderen blutdrucksenkenden Mitteln kommt es unter Umständen zu einer gefährlichen Wirkungsverstärkung!
- Die Anwendung ist auf maximal 7 Tage beschränkt.

17 Magen-Darm-Atonie

17.1 Vorbemerkungen

- Postoperativ ist eine Magen-Darm-Atonie für bis zu 24 Stunden physiologisch, nach einer Laparotomie bis zu 72 Stunden. Abführmaßnahmen werden in dieser Zeit nicht durchgeführt.
- Nichtauskultierbare Peristaltik am 3./4. postoperativen Tag kann den Beginn einer prolongierten Magen-Darm-Atonie bedeuten. Bei fehlenden Zeichen eines Meteorismus und vor allem bei vorausgegangener orthograder Spülung ist eine weitere Wartezeit von 2 – 3 Tagen allerdings tolerabel. In diesen Fällen erfolgt also die Beschränkung auf „milde" Abführmaßnahmen.
- Andererseits spielen Magen-Darm-Atonien bei der Entstehung und der Unterhaltung von Sepsis und SIRS (Systemic inflammatory Response Syndrome) eine erhebliche Rolle, sodass die Aufrechterhaltung der gastrointestinalen Motilität zu den vordringlichen intensivmedizinischen Zielen gehört.
- Vor der Einleitung einer motilitätsfördernden Therapie müssen organische Ursachen (mechanische Obstruktion, Peritonitis wegen postoperativer Komplikation etc.) ausgeschlossen oder zumindest unwahrscheinlich sein.
- Für die Therapie stehen **physikalische Maßnahmen, Laxanzien und motilitätssteigernde Pharmaka** zur Verfügung. Diese 3 Therapieprinzipien können miteinander kombiniert werden. Innerhalb jeder Gruppe soll nach den im Folgenden genannten Differenzialindikationen bzw. nach einem **Stufenplan** vorgegangen werden.

17.2 Physikalische Maßnahmen

Diese sind nach Koloneingriffen kontraindiziert, ansonsten stellen sie die ersten und einfachsten Maßnahmen dar. Vorsicht bei Querschnittlähmung!

Mikroklist

- Vor allem bei wachen, extubierten Patienten anwendbar.

Darmrohr

- Vor allem bei Meteorismus anwendbar;
- kontraindiziert bei entzündlicher Dickdarmerkrankung!

Klistier (130 ml)

- Im „Normalfall" Mittel der 1. Wahl.

Mannitoleinlauf

- Kommt zum Einsatz, falls die vorgenannten Maßnahmen erfolglos waren;
- theoretisch Gefahr des osmotisch bedingten Wasserentzugs;
- gegebenenfalls Gabe von 250 ml unter Zusatz von 1 Ampulle Naloxon, 1 Ampulle Clonidin und 1 Ampulle Prostigmin.

17.3 Laxanzien

Laxanzien setzen, sofern sie p.o. oder über die Magensonde verabreicht werden, eine ungestörte Magenpassage voraus. Ist diese gegeben, sind die Laxanzien allein oder als Teil der Therapie immer indiziert.

Laktulose (Bifiteral, 1-mal 20 g/Tag)

- Mittel der 1. Wahl;
- osmotisch und durch die bakteriell bedingte Vergärung zu Essig- und Milchsäure im Kolon wirksam;
- Wirkungseintritt nach einigen Stunden;
- Nebenwirkungen: allenfalls durch osmotischen Wasser- und Kaliumentzug aus dem Interstitium denkbar;
- Anmerkung: Dosierung bei hepatischer Enzephalopathie: 3-mal 50 g (entspricht etwa 3-mal 80 ml des Bifiteralsirups)/Tag.

Bisacodyl (Dulcolax Suppositorium, 10 mg) und/oder Natriumpicosulfat (Laxoberal, 20 Tropfen)

- Unbedenkliche Präparate bei kurzzeitiger Anwendung;
- durch direkte Reizung der Dickdarmwand wirksam;
- Differenzialindikation durch unterschiedliche Applikation gegeben (Suppositorium versus Tropfen), andererseits auch sequenziell einsetzbar, z.B. abends Natriumpicosulfat über Magensonde oder p.o., morgens Bisacodyl als Suppositorium;
- Wirkungseintritt: bei Dulcolax nach 0,5 – 2 Stunden, bei Laxoberal nach 2 – 8 Stunden.

Sennaalkaloide (Liquedepur, 1-mal 5 – 10 ml)

- Reservepräparat (wegen starker Dickdarmwandreizung);
- Wirkungseintritt erst nach 8 – 12 Stunden, da zuvor im Organismus die Überführung der unwirksamen Glykoside in die eigentlich wirksamen Emodine erforderlich ist.

Gastrografin

- Die abführende (osmotische) Wirkung kann vorteilhaft mit der röntgenologischen Diagnostik einer hartnäckigen Magen-Darm-Atonie verbunden werden.

17.4 Motilitätsfördernde Pharmaka

Dexpanthenol (Panthenol, z. B. 4-mal 1 g oder 10 g/Tag über Perfusor)

- (Neben-)wirkungsarmes Präparat, bestenfalls zur *Prophylaxe* der Magen-Darm-Atonie geeignet.

Metoclopramid (Paspertin, 4-mal 10 mg/Tag i. v.)

- Wirkt am Ösophagussphinkter und fördert die Magen und Dünndarmmotilität, ist jedoch am Kolon unwirksam;
- zentral antidopaminerge Wirkung, dadurch extrapyramidale Nebenwirkungen;
- indiziert bei Erbrechen, gastroösophagealem und duodenogastralem Reflux, diabetischer Gastroparese und postoperativer Magen-Darm-Atonie mit hohem Magenrücklauf.

Prostigmin (1,5 – 2 mg/30 Minuten i. v.)

- Cholinesterasehemmer (Halbwertszeit: $1,3 \pm 0,8$ Stunden) mit entsprechenden Nebenwirkungen und Kontraindikationen.

Ceruletid (Takus, 20 – 40 µg/60 – 180 Minuten i. v.)

- Wirkt direkt auf die glatte Muskulatur sowie indirekt durch Acetylcholinfreisetzung;
- Halbwertszeit: 3 – 5 Minuten;
- löst eine Kontraktion der Gallenblase und eine Spasmolyse des Sphincter Oddi aus;
- Nebenwirkungen durch cholinerge Wirkungskomponente, insbesondere Tenesmen, Übelkeit und Blutdruckabfall;
- kontraindiziert bei mechanischem Ileus, Choledocholithiasis, Gravidität, akuter Pankreatitis und Niereninsuffizienz.

Erythromycin (Erythrocin, 2- bis 3-mal 200 mg i. v.)

- In dieser niedrigen Dosierung als Motilinrezeptorenagonist wirksam; fördert die propulsive Aktivität von Magenantrum und Dünndarm, also vor allem bei Magenatonie mit hohem Magenrücklauf indiziert;
- bei Nichtansprechen der medikamentösen Stimulation des parasympathischen Nervensystems eine zusätzliche und nebenwirkungsarme Behandlungsalternative.
- Um bakterielle Resistenzentwicklungen zu vermeiden und wegen des raschen prokinetischen Wirkungsverlusts muss die Anwendung auf 1 – 2 Tage begrenzt bleiben.

18   Nierenersatzverfahren

18.1 Methoden

Grundsätzlich kann die Nierenersatztherapie *intermittierend* oder *kontinuierlich* durchgeführt werden (Tab. 18.**1**).

Beim schwerkranken Intensivpatienten – insbesondere in dem häufigsten Fall, in dem das akute Nierenversagen Teil eines (septischen) Multiorganversagens ist – kommen aufgrund der in Tab. 18.**1** aufgeführten Vorteile nur die kontinuierlichen Nierenersatzverfahren infrage. Dabei ist die kontinuierliche arteriovenöse Hämofiltration (CAVH) wegen ihrer begrenzten Clearance-Leistung, der möglichen arteriellen Gefäßkomplikationen und der eingeschränkten Möglichkeit einer vorausschauenden Bilanzierung zugunsten der pumpenbetriebenen veno-venösen Verfahren verlassen worden. Die hierfür zur Verfügung stehenden modernen Therapiegeräte erlauben in der Regel durch die Art der „Verschlauchung" und/oder die Softwaresteuerung wahlweise 4 unterschiedliche Verfahren:

- kontinuierliche veno-venöse Hämofiltration (CVVH) im Prädilutionsverfahren,
- kontinuierliche veno-venöse Hämofiltration (CVVH) im Postdilutionsverfahren,
- kontinuierliche veno-venöse Hämodialyse (CVVHD),
- kontinuierliche Hämodiafiltration (CVVHDF).

In den Abbildungen 18.**1** und 18.**2** ist für die Verfahren das jeweilige Prinzip der Stoffelimination schematisch dargestellt.

Um bei einem pumpenbetriebenen extrakorporalen Kreislauf das Risiko einer Luftembolie auszuschließen, sind die in Abb. 18.**3** schematisch dargestellten obligaten Druckmessungen und Sicherheitsmerkmale in jedes Hämofiltrationsgerät integriert.

Tabelle 18.**1**   Intermittierendes versus kontinuierliches Nierenersatzverfahren

	Intermittierendes Verfahren	Kontinuierliches Verfahren
Vorteile	• Zeitlich begrenzte Antikoagulation • Bessere Mobilisierbarkeit des Patienten in den Behandlungspausen	• Optimale Flüssigkeitsbilanzierung • Temperaturbeeinflussung durch effektiven Wärmeaustausch • Kreislaufstabilität • Toxin- und Mediatorenelimination?
Nachteile	• Gefahr des Dysäquilibriumsyndroms • Hohe Kreislaufbelastung	• Kontinuierliche Antikoagulation erforderlich • Immobilisierung des Patienten

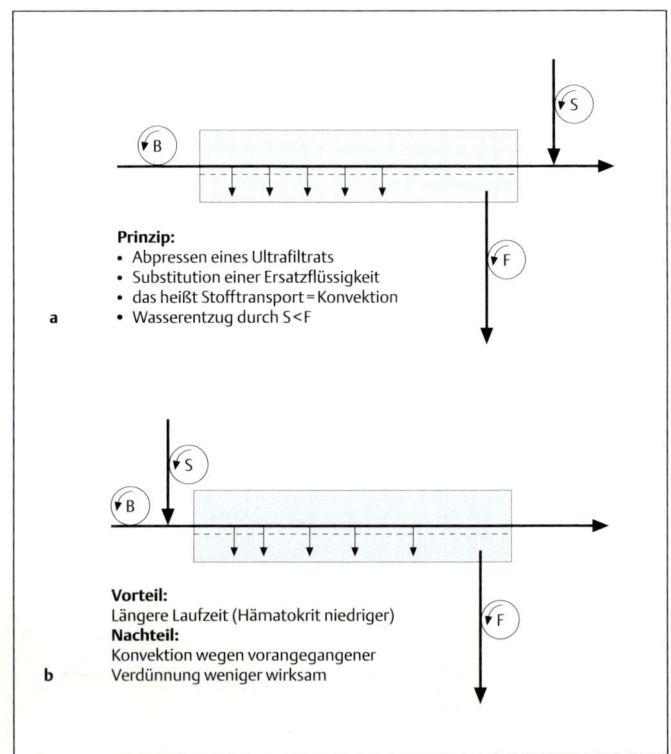

Prinzip:
- Abpressen eines Ultrafiltrats
- Substitution einer Ersatzflüssigkeit
- das heißt Stofftransport = Konvektion
- Wasserentzug durch S < F

a

Vorteil:
Längere Laufzeit (Hämatokrit niedriger)
Nachteil:
Konvektion wegen vorangegangener
Verdünnung weniger wirksam

b

Abb. 18.**1** Postdilution (**a**) und Prädilution (**b**) bei der kontinuierlichen veno-venösen Hämofiltration (CVVH). B = Blutpumpe, F = Filtratpumpe, S = Substituatpumpe.

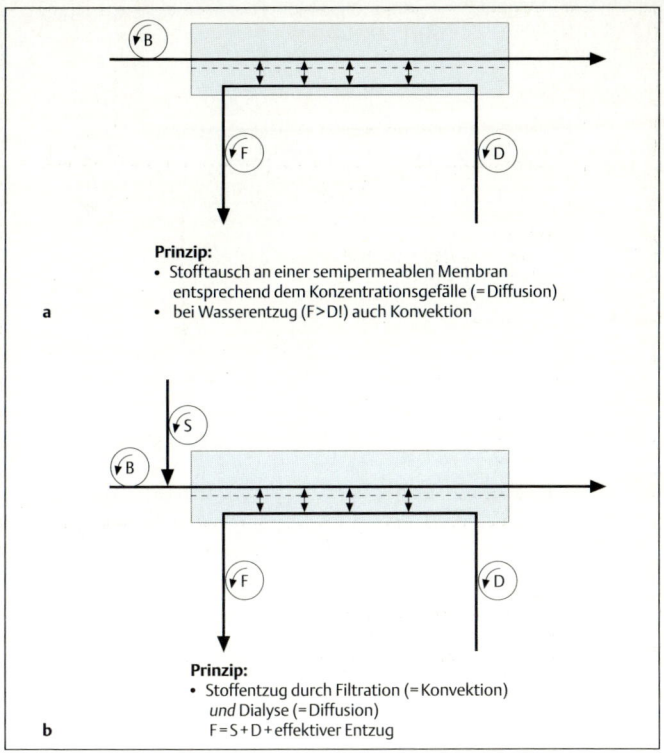

Prinzip:
- Stofftausch an einer semipermeablen Membran entsprechend dem Konzentrationsgefälle (= Diffusion)
- bei Wasserentzug (F>D!) auch Konvektion

a

Prinzip:
- Stoffentzug durch Filtration (= Konvektion)
  und Dialyse (= Diffusion)
  F = S + D + effektiver Entzug

b

Abb. 18.**2** Kontinuierliche veno-venöse Hämodialyse (CVVHD; **a**) und kontinuierliche Hämodiafiltration (CVVHDF; **b**). B = Blutpumpe, D = Dialysatpumpe, F = Filtratpumpe, S = Substituatpumpe.

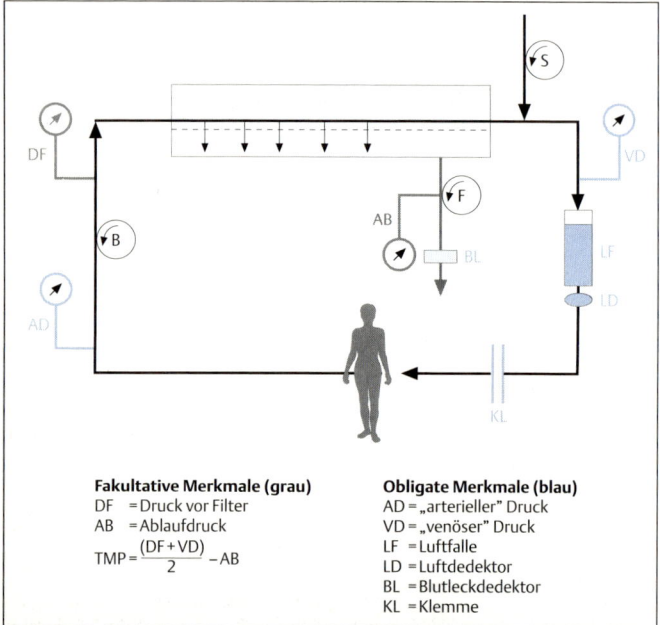

Fakultative Merkmale (grau)
DF = Druck vor Filter
AB = Ablaufdruck
$$TMP = \frac{(DF + VD)}{2} - AB$$

Obligate Merkmale (blau)
AD = „arterieller" Druck
VD = „venöser" Druck
LF = Luftfalle
LD = Luftdedektor
BL = Blutleckdedektor
KL = Klemme

Abb. 18.**3** Sicherheitsmerkmale bei pumpenbetriebenem Nierenersatzverfahren. Mittels der dargestellten obligaten und fakultativen Merkmale eines Hämofiltrationsgerätes werden einige „typische" Alarme generiert:
- Arterieller Druckalarm: „zu hoch" als Diskonnektionshinweis am roten Schenkel des Shaldon-Katheters.
- Arterieller Druckalarm: „zu tief" als Zeichen dafür, dass der von der Blutpumpe angeforderte Blutfluss die maximale Flussrate des Shaldon-Katheters übersteigt (Katheter abgeknickt oder thrombosiert? Zentraler Venendruck zu niedrig?).
- Venöser Druckalarm: „zu hoch" als Zeichen für einen abgeknickten oder thrombosierten Shaldon-Katheter sowie als Hinweis auf Clotting im Filter der Luftfalle.
- Venöser Druckalarm: „zu tief" als Diskonnektionshinweis am blauen Schenkel des Shaldon-Katheters.
- Luftalarm als Hinweis auf Undichtigkeit im System.
- Blutleckalarm als Hinweis auf Schaden der Filtermembran.
- TMP-Alarm: „zu hoch" oder „zu tief" als Hinweis auf Clotting des Filters.
B = Blutpumpe, F = Filtratpumpe, S = Substituatpumpe

18.2 Filtertypen, Substituatlösungen

- Verwendet werden nur synthetische, so genannte Hifluxmembranen aus *Polysulfon, Polyamid oder Polyacrylnitril,* die bis zur Molekülgröße von etwa 20.000 Dalton einen molekülgrößenunabhängigen konvektiven Stofftransport ermöglichen.
- Von Herstellerseite beworbene Unterschiede zwischen den Membranen, z. B. eine höhere Clearance von Toxinen und Mediatoren durch Adsorptionsvorgänge an der Polyacrylnitrilmembran oder Ähnliches, spielen in der Praxis nur eine untergeordnete Rolle.
- Als Substitutionslösungen wurden bisher acetat- oder laktatgepufferte Lösungen verwendet. Inzwischen stehen auch (zunehmend preiswerte) *bikarbonatgepufferte Lösungen* zur Verfügung, die bei hämodynamischer Instabilität und vorbestehenden Laktazidosen vorzuziehen sind.

18.3 Differenzialindikation zur kontinuierlichen veno-venösen Hämofiltration (CVVH), zur kontinuierlichen veno-venösen Hämodialyse (CVVHD) und zur kontinuierlichen Hämodiafiltration (CVVHDF)

- Die **CVVH** ist immer das Verfahren der Wahl, wenn es um die Elimination großer Moleküle geht, also bei *septischen Patienten*, im *traumatischen Schock* und bei Vorliegen einer *Rhabdomyolyse*, da eine bessere Toxin- und Myoglobinelimination zu erwarten ist.
- Mit der **CVVHD oder der CVVHDF** kann eine höhere Kalium-, Harnstoff- und Kontrastmittel-Clearance erreicht werden. Bei *bedrohlichen Hyperkaliämien* ist die CVVHD bzw. die CVVHDF (oder die intermittierende Dialyse) also das Verfahren der Wahl.
- Ein Vorteil der **CVVHD** liegt in der Möglichkeit, längere Filterlaufzeiten bei niedriger Heparinisierung zu erreichen (wegen der geringeren Hämokonzentration im Filter). Insofern ist *bei hohem Blutungsrisiko*, bei dem möglichst wenig Heparin gegeben werden soll, eine Indikation für die CVVHD gegeben.
- In Hinblick auf die oft im Vordergrund stehende Wasserelimination sind alle Verfahren natürlich gleichwertig.
- Ein theoretischer Nachteil der reinen **CVVHD** könnte nach „Massivinfusionen" von HAES in der bei diesem Verfahren geringeren Clearance für HAES bestehen.
- Wird als Verfahren die **CVVHDF** gewählt, ist eine Prädilution für den Filtrationsanteil in der Regel ausreichend (Abb. 18.**2**).

18.4 Punktionsorte für den Doppellumenkatheter (Shaldon-Katheter)

Durch einen möglichst geraden Katheterverlauf wird versucht, Thrombenbildungen und Katheterokklusionen vorzubeugen:

- 1. Wahl: V. jugularis interna rechts;
- 2. Wahl: Vv. femorales;
- 3. Wahl: V. subclavia links;
- 4. Wahl: V. jugularis interna links oder Vv. jugulares externae oder V. subclavia rechts.

18.5 Heparinisierung/Antikoagulation

Diese erfolgt mit unfraktioniertem Heparin, je nach Blutungsrisiko des Patienten nach folgendem Schema:

- **Risiko Grad I:**
  - Bolus: 2500 – 5000 IE;
  - dann: 15.000 – 30.000 IE/Tag;
  - Ziel: Verdopplung der partiellen Thromboplastinzeit (PTT).
- **Risiko Grad II:**
  - Bolus: 1500 IE;
  - dann: 15.000 IE/Tag;
  - Ziel: PTT von etwa 40 – 50 Sekunden.
- **Risiko Grad III:**
  - keine Bolusgabe;
  - 10.000 IE/Tag;
  - Ziel: PTT im oberen Normbereich.
- Frisch operierte Patienten gehören in aller Regel der Risikogruppe III an.
- PTT und Filterlaufzeiten korrelieren häufig nicht.
- Niedermolekulare Heparine können auch zur Antikoagulation eingesetzt werden, empfehlen sich wegen der schlechten Steuerbarkeit unter den Bedingungen einer Niereninsuffizienz und der schwierigen Therapieüberwachung aber nicht für den routinemäßigen Gebrauch.
- Im Fall einer **heparininduzierten Thrombozytopenie** wird Danaparoid oder Argatroban verwendet (zur Dosierung s. Kap. 31).
- Bei manchen (häufig septischen!) Patienten kommt es durch eine Thrombozyten-aktivierung zu sehr kurzen Filterlaufzeiten (< 6 – 8 Stunden), die sich auch durch eine Erhöhung der Heparindosis oder durch eine Änderung des Verfahrens (s. oben) nicht verlängern lassen. In diesen Fällen ist ein Behandlungsversuch mit Prostazyklin (Flolan) gerechtfertigt:
  - *Flolan, 2 – 7 ng/kg KG/Minute:* Die Dosis wird in den zum Filter führenden (roten) Schenkel des Schlauchsystems gegeben. Die Heparinisierung soll dabei in gleicher Dosierung weiterlaufen.
  - **Cave:** Eine systemische Wirkung auf den Kreislauf durch die vom Prostazyklin verursachte Vasodilatation ist in der angegeben niedrigen Dosierung zwar nicht zu erwarten, aber auch nicht sicher auszuschließen!
- Die **lokale Zitratantikoagulation** ist ein viel versprechender Ansatz für die kontinuierlichen Nierenersatzverfahren bei blutungsgefährdeten Patienten. Es fehlt aber noch breite klinische Erfahrung.

18.6 Geräteeinstellungen bei kontinuierlicher veno-venöser Hämofiltration (CVVH), kontinuierlicher veno-venöser Hämodialyse (CVVHD) und kontinuierlicher Hämodiafiltration (CVVHDF)

- Die **Geschwindigkeit der Blutpumpe** wird bei der CVVH, der CVVHD und der CVVHDF in der Regel mit *100 – 150 ml/Minute* eingestellt. Geht es nur um eine Wasserelimination bei nicht therapiebedürftigen Retentionswerten, ist auch ein Blutfluss von 80 ml/Minute ausreichend.
- Um die Konzentration der harnpflichtigen Substanzen bei normaler Stoffwechselsituation zu senken bzw. konstant auf einem vertretbaren Niveau (Harnstoffspiegel von < 100 mg/dl) zu halten, muss die **Filtratmenge** (= Substituat + effektiver Entzug) bei reiner CVVH mindestens 30 Liter/Tag (das heißt 1250 ml/Stunde), bei Katabolie mindestens 36 Liter/Tag (das heißt 1500 ml/Stunde) betragen.
  - Begründung: 30 Liter Filtrat/Tag entsprechen einer „glomerulären" Filtration von 20 ml/Minute (30.000 ml/1440 Minuten), also in etwa der Grenznierenleistung, die in der Regel noch eine kompensierte Retention harnpflichtiger Substanzen bedeutet.
- Die **Filtratmenge** darf bei CVVH wegen der ansonsten zu starken Hämokonzentration im Filter *höchstens 20% (besser < 15%) des Blutflusses* betragen.
- Bei der **CVVHD** wird bei den oben angegebenen Blutflüssen ein *Dialysatfluss von 2000 – 3000 ml/Stunde* eingestellt. Dieser kann bei der **CVVHDF** je nach Filtratanteil auf *1000 – 2000 ml/Stunde* reduziert werden.
- Ob die genannten Flussraten bereits eine *antiinflammatorische Wirkung bei Sepsis* zu erzielen ist, wird nach wie vor ebenso kontrovers diskutiert (Napolitano 2001) wie Studienergebnisse, die über eine Outcome-Verbesserung bei Filtratmengen von > 70 Liter/Tag (**High-Volume-CVVH**) berichten (Honore et al. 2000).
- Klinisch eindrücklich ist aber die Tatsache, dass die Therapie des septischen Patienten durch den frühzeitigen Einsatz der CVVHD bzw. der CVVHDF allein durch die Temperatursenkung und die gewonnene „Freiheit" in der Volumentherapie vereinfacht wird.

19 Parenterale Ernährung/Infusionstherapie

19.1 Vorbemerkungen

- Bei der täglichen Erstellung des Infusions- und Therapieplans sind Überlegungen zum aktuellen Wasser- und Elektrolythaushalt des Patienten sowie die Frage der erforderlichen Energie- und Substratzufuhr immer untrennbar miteinander verbunden.
- Dabei ist die richtige Einschätzung des Hydratationszustandes eines über längere Zeit intensiv behandelten Kranken schwierig und bereitet erfahrungsgemäß gerade dem Anfänger Schwierigkeiten.
- Erforderlich für die Einschätzung sind:
  - als wichtigste Maßnahme die sorgfältige Beobachtung und klinische Untersuchung des Patienten: Beurteilung von Ödemen, Hautturgor, Schleimhautbeschaffenheit, Abdomen (Darmatonie?) und Kreislaufsituation; wenn möglich, subjektive Äußerungen des Patienten; wünschenswert, aber schwierig realisierbar: Gewichtsmessung;
  - technische Untersuchungen: Röntgenuntersuchung des Thorax, Laborwerte, insbesondere Serumnatrium- und Serumharnstoffspiegel sowie Urinelektrolyte und Urinosmolarität (falls keine Diuretikagabe erfolgt);
  - möglichst engmaschige Einbeziehung der *gemessenen* Flüssigkeitsbilanz: Hier bewähren sich bettseitige Bilanzierungssysteme, die automatisch die Einfuhr aller über Spritzenpumpen verabreichten Infusionen und Trägerlösungen sowie gegebenenfalls den Wasserentzug durch ein kontinuierliches Nierenersatzverfahren erfassen (Abb. 19.**1**) und – ergänzt um manuelle Eingaben von Schwerkraftinfusionen, Urin- und Drainagenverlusten – immer die aktuelle Online-Bilanz aller messbaren Bilanzierungsgrößen des Patienten darstellen (Abb. 19.**2**). Auf diese Weise kann zu jedem Zeitpunkt korrigierend in die Bilanz eingegriffen werden, zumal die Menge der Trägerlösungen, die über Perfusoren und Infusomaten appliziert wird, prospektiv oft falsch eingeschätzt wird.
  - Zudem sind Kenntnisse der **versteckten Einflussgrößen** auf die Flüssigkeitsbilanz (Tab. 19.**1**) unentbehrlich.
- Praktisch wird bei der Erstellung des Ernährungs- und Infusionsplans so vorgegangen, dass unter Berücksichtigung der Ernährungserfordernisse und der unvermeidlichen Trägerlösungen für Medikamente die geeigneten Infusionslösungen ausgewählt und die Infusionsmenge festgelegt werden, und zwar ausgehend von
  - einem **adaptierten Basisbedarf** (Tab. 19.**2**) und
  - einem gegebenenfalls erforderlichen **Korrekturbedarf**.

Tabelle 19.1   Einflussgrößen auf die Flüssigkeitsbilanz eines Intensivpatienten

Einfuhr		Ausfuhr	
Infusionen	Messbar	Urin	Messbar
Orale Zufuhr	Messbar	Drainagen	Messbar
Oxydationswasser	300 ml	Perspiratio insensibilis über die Lunge bei Spontanatmung	400 ml
		Perspiratio insensibilis über die Haut	400 ml

Faustregel: versteckte Bilanz von – 500 ml/Tag bei Spontanatmung

Aktive Befeuchtung	> 500 ml	Perspiratio insensibilis über die Lunge bei Beatmung	?

Faustregel: Die versteckte Bilanz kann bei „stabilen" beatmeten Patienten (bei aktiver Befeuchtung/Inhalationstherapie) positiv sein.

Katabolie (freies Wasser)	?	Stuhl	100 ml
		Diarrhö	?
		Erbrechen	?
		Trachealsekrete	> 500 ml
		Sichtbares Schwitzen	Mindestens 1000 ml
		Fieber von > 38 °C	500 – 750 ml/ °C
		Verluste in den „3. Raum"	?

Faustregel: Je „kranker" der Patient ist, umso eher wird der Flüssigkeitsbedarf unterschätzt.

ls-data PDMS

Bilanz

Pumpenübersicht

Liquemin	2,0 ml/h
Altinsulin	2,0 ml/h
100 IE/50 ml	4,00 IE/h
Kalium	20,0 ml/h
40 mmol/40 ml	

Elektrolytlsg	25,0 ml/h
Clinoleic	11,0 ml/h
Aminomix	45,0 ml/h

Midazolam 100 mg	6,0 ml/h
100 mg/50 ml	12,00 mg/h
Sufenta 0,75 mg	3,0 ml/h
750 µg/50 ml	0,52 µg/kg/h
Lasix	2,0 ml/h
Dobutrex	6,0 ml/h
250 mg/50 ml	5,75 µg/kg/min
Arterenol 3 mg	4,0 ml/h
3 mg/50 ml	0,05 µg/kg/min

87 kg

Kommunikation mit Pumpe:

fm2, Pumpe 6

Tabelle 19.**2** Richtwerte für den täglichen Wasserbedarf (ml) und Elektrolytbedarf (mmol) eines Kranken

Wasser	Natrium	Kalium	Chlorid	Kalzium	Magne-sium	Phosphat
2500	100 – 300	60 – 100	70 – 250	15 – 40	5 – 15	15 – 50

◀ Abb. 19.**1** Bettseitige Datenerfassung aller Infusions-, Spritzenpumpen und Dialysegeräte durch eine Bilanzierungssoftware (its-data, HERMES-Systeme, Wildeshausen).

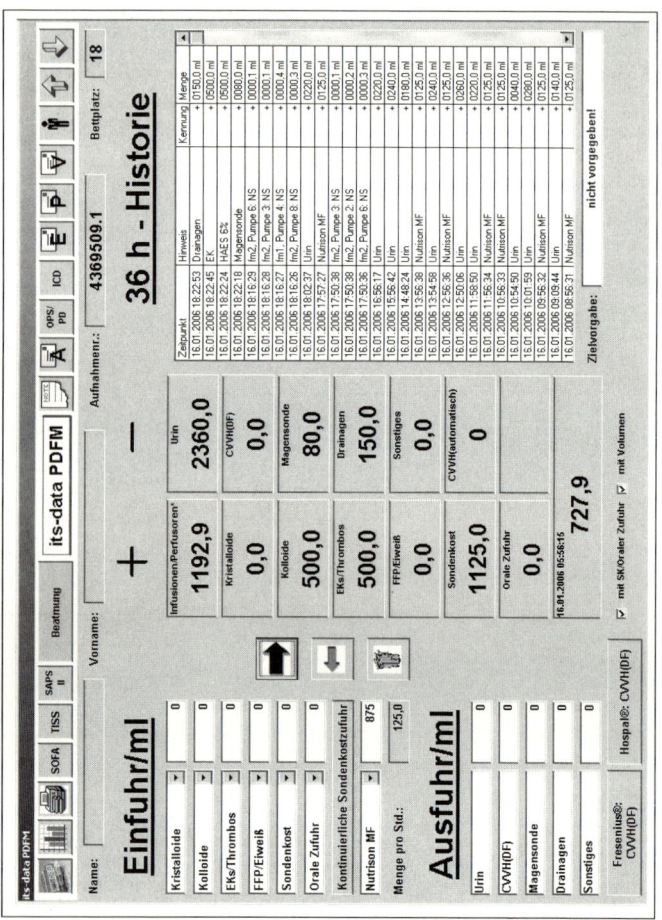

Abb. 19.**2** Aktuelle Online-Bilanz durch zusätzliche manuelle Eingabe der nicht automatisch erfassbaren Daten (freie Infusionen, Patientenausscheidung) (its-data, HERMES-Systeme, Wildeshausen).

19.2   Infusionslösungen zur parenteralen Ernährung

Aus der großen Anzahl der auf dem Markt befindlichen Lösungen zur parenteralen Ernährung gilt es, eine kleine Auswahl zu treffen, mit der eine möglichst große Variabilität in der Therapie zu erreichen ist. Im Folgenden wird eine solche charakteristische Auswahl dargestellt und darauf aufbauend ein Schema der parenteralen Ernährung entwickelt, das für die meisten Patienten angewendet werden kann. Es ist an dieser Stelle darauf hinzuweisen, dass – wenn immer möglich – der gastrointestinalen Ernährung der Vorzug zu geben ist. In der Praxis muss aber bei schwerstkranken Intensivpatienten in vielen Fällen zumindest eine ergänzende parenterale Ernährung erfolgen, da meist keine vollständige enterale Nährstoffzufuhr möglich ist. Dieser Tatsache wird in dem folgenden Schema Rechnung getragen.

Kohlenhydratlösungen

- Glukose 20 %, 40 %, 70 % (elektrolytfrei),
- GX 24 % (elektrolytfreie Kohlenhydratlösung mit einem Glukose-Xylit-Verhältnis von 2 : 1; nur erforderlich, falls Xylit Bestandteil der parenteralen Ernährung sein soll),
- Gluc-päd 12,5 % (elektrolythaltige 12,5 %ige Glukoselösung für Kinder).

Aminosäurelösungen

- AS 10 % (handelsübliche elektrolytfreie 10 %ige Aminosäurelösung),

  z. B. _____;

- AS-N 10 % (elektrolytfreie, an die Niereninsuffizienz adaptierte 10 %ige Aminosäurelösung),

  z. B. _____;

- AS-päd 10 % (elektrolytfreie 10 %ige Aminosäurelösung für Kinder in 100-ml-Flaschen),

  z. B. _____

Fettemulsion

- FE 20 %,
  z. B. _____

Zu empfehlen ist eine 20 %ige Fettemulsion auf Olivenölbasis, die wegen möglicherweise positiver immunmodulierender Effekte einer herkömmlichen MCT/LCT-Emulsion (MCT: mittelkettige Triglyzeride; LCT: langkettige Triglyzeride) auf Sojabasis vorzuziehen ist. Reine LCT-Emulsionen sollten wegen der schlechteren Utilisation nicht mehr verwendet werden.

Tabelle 19.**3**   Zusammensetzung einer Beispielauswahl von Kombinationslösungen zur parenteralen Ernährung

Bestandteile	Per. Lsg 3,5%	Zent. Lsg 3,5%	Zent. Lsg 5% I	Zent. Lsg 5% II
	Peripher-venös	Nur zentralvenös		
Glukose (g)	50	125	120 oder 80	180 oder 120
Xylit (g)	–	–	0 oder 40	0 oder 60
Gesamtkoh-lenhydrate (g)	50	125	120	180
Aminosäuren (g)	35	35	50	50
Kilokalorien	340	640	680	920
Elektrolyte	Enthalten	Enthalten	Enthalten	Enthalten
Zink	Enthalten	Enthalten	Enthalten	Enthalten

Alle Angaben beziehen sich auf 1000 ml.
Der Kohlenhydratanteil der Lösungen Zent.Lsg 5% I und Zent.Lsg 5% II besteht entweder nur aus Glukose oder aus Glukose und Xylit im Verhältnis 2 : 1. Für Xylit sprechen nach wie vor der initiale insulinunabhängige Metabolismus und ein „eiweißsparender" Effekt im Postaggressionsstoffwechsel. Xylithaltige Infusionslösungen werden aber mehr und mehr vom Markt verdrängt.

Kombinationslösungen (Kohlenhydrate + Aminosäuren)

Diese sind vorteilhaft in Zweikammerbeuteln erhältlich, die das Zumischen einer Fettemulsion erlauben. Ergänzend oder alternativ zu den folgenden Präparaten können auch Dreikammerbeutel (Kohlenhydrate + Aminosäuren + Fett) zur Anwendung kommen, wodurch die Variabilität aber etwas eingeschränkt wird.
● Per.Lsg 3,5 % (periphervenös verträgliche Lösung; Tab. 19.**3**),

   z. B. —————————————————————————————————— ;

● Zent.Lsg 3,5 % (Tab. 19.**3**),

   z. B. —————————————————————————————————— ;

● Zent.Lsg 5 % I (Tab. 19.**3**),

   z. B. —————————————————————————————————— ;

- Zent.Lsg 5 % II (Tab. 19.**3**),

z. B. _____

19.3 Ernährungsregime für Erwachsene

- Patienten, die mit **instabilem Kreislauf** aufgenommen werden (frisches Polytrauma, noch bestehende starke Blutung, kardiogener Schock etc.), ernährt man am Aufnahmetag nicht parenteral. Sie erhalten die üblichen Elektrolytlösungen entsprechend dem individuellen Wasser- und Elektrolytbedarf.
- Patienten, die folgende Voraussetzungen erfüllen:
  - guter Allgemein- und Ernährungszustand,
  - Zustand nach kleinerer Operation (z. B. Implantation einer Totalendoprothese, periphere Gefäßoperationen, weniger ausgedehnte Eingriffe im Hals-Nasen-Ohren-Bereich),
  - voraussichtliche Nahrungskarenz nicht länger als 48 Stunden,
  werden ebenfalls nicht parenteral ernährt. Sie erhalten eine Zweidrittelelektrolytlösung mit 20 mmol Kalium/Liter (30–40 ml/kg KG/Tag).
- **Alle anderen Patienten** erhalten nach der Aufnahme bis zum nächsten Tag
  Per.Lsg 3,5 % (30–40 ml/kg KG/Tag, also in der Regel 2000 ml).
- **Am ersten postoperativen/posttraumatischen Tag** erhalten alle Patienten, die sich stabilisiert haben und die (teil-)parenteral ernährt werden sollen
  Per.Lsg 3,5 % (30–40 ml/kg KG/Tag, also 2000–2500 bis 3000 ml).
- **Am zweiten postoperativen/posttraumatischen Tag** muss abhängig vom Krankheitsbild, dem Allgemeinzustand des Patienten, den Blutglukose- und Triglyzeridwerten sowie der voraussichtlichen Nahrungskarenz differenziert werden:
  - Bei der Notwendigkeit einer langfristigen parenteralen Ernährung (> 5 Tage) und normaler Glukosetoleranz erfolgt jetzt der Übergang auf Zent.Lsg 5 % I (2000 ml).
  - Bei **pathologischer Kohlenhydrattoleranz** (bei Nichtdiabetikern!) wird auch am zweiten postoperativen Tag das Regime mit Per.Lsg 3,5 % fortgesetzt.
- **Ab dem dritten postoperativen/posttraumatischen Tag** gehören (unabhängig davon, ob der Übergang auf Zent.Lsg 5 % I erfolgt ist oder nicht) Fettemulsionen in das Ernährungsregime, sofern der Triglyzeridspiegel < 300 mg/dl beträgt. Fettemulsionen sollen kontinuierlich über 24 Stunden infundiert (Triglyzeridspiegelbestimmung unter laufender Infusion!) und müssen daher – aus bakteriologischen Gründen – in die Mischbeutel gegeben werden. Auch **periphervenös** kann eine normokalorische Ernährung (mit 2000 kcal/Tag) aufgebaut werden, z. B. mit *Per.Lsg. 3,5 % (3000 ml) plus Fettemulsion 20 % (500 ml).*
- **In den nächsten Tagen** erfolgt, falls keine enterale Nahrungszufuhr möglich ist, eine Steigerung bis zur vollen parenteralen Ernährung (Abb. 19.**3**). Dazu muss der basale Energiebedarf abgeschätzt werden, z. B. nach Harris und Benedict:
  - Männer: $66 + (13,7 \times$ kg KG$) + (5 \times$ Größe in cm$) - (6,8 \times$ Alter in Jahren$)$;
  - Frauen: $655 + (9,6 \times$ kg KG$) + (1,9 \times$ Größe in cm$) - (4,7 \times$ Alter in Jahren$)$.
- Der **postoperative/posttraumatische Energiebedarf** liegt bei
  - leichterer Operation um 10 %,
  - Trauma und schwerer Operation um 30 %,
  - Sepsis und Peritonitis um 50 % und
  - schwerer Verbrennung um 70–100 %

über dem basalen Energiebedarf (grobe Faustregel). Dosierungsrichtlinie:
– maximal 5 – 6 g Kohlenhydrate/kg KG/Tag (maximal 3 g Xylit/kg KG/Tag),
– 0,8 – 1,5 g Aminosäuren/kg KG/Tag,
– 0,5 – 2,0 g Fett/kg KG/Tag.

- **Beispiele** für einen voll parenteral ernährten Patienten mit einem Körpergewicht von 70 kg:
  – *Zent.Lsg 5 % I (2000 ml) + GX 24 % (500 ml) + FE 20 % (250 ml)*,
  entsprechend 5 g Kohlenhydrate/kg KG/Tag + 1,4 g Aminosäuren/kg KG/Tag + 0,7 g Fett/kg KG/Tag, insgesamt etwa 2300 kcal (bei höherem Kalorienbedarf Erhöhung der Fettmenge) oder
  – *ZentLsg 3,5 % (3000 ml) + FE 20 % (250 ml)* –
  ähnliches Regime mit etwas höherer Flüssigkeitsbelastung – oder
  – *Zent.Lsg 5 % II (1500 ml) + GX 24 % (500 ml) + FE 20 % (250 ml)* –
  Begrenzung der Aminosäurenzufuhr auf 75 g/Tag, geringere Flüssigkeitsbelastung.
- Falls Kalorien in geringeren als den oben angegebenen Flüssigkeitsmengen appliziert werden sollen, müssen hochprozentige Glukoselösungen (40 % oder 70 %) zur Anwendung kommen.
- Bei **hochgradiger Niereninsuffizienz ohne Nierenersatzverfahren** ist gegebenenfalls auf eine Eiweißrestriktion und die Gabe kaliumfreier Infusionen zu achten. Insofern kommen die oben angegebenen Kombinationslösungen, die in Hinblick auf den *normalen* Elektrolytbedarf bilanziert sind, nicht infrage. Als Eiweißlösung wird eine adaptierte Aminosäurelösung (*AS-N 10 %*) verwendet.
- Bei Patienten, die mit einem **kontinuierlichen Nierenersatzverfahren** behandelt werden, muss eine Aminosäurenzufuhr von etwa 1,5 g/kg KG erfolgen.
- Bei **hochgradiger Leberinsuffizienz** muss darauf geachtet werden, xylitfreie Lösungen zu verwenden. An die Zusammensetzung der **Aminosäuren zur Ernährung** werden keine besonderen Anforderungen gestellt! Bei schwerem Coma hepaticum erfolgt allerdings eine Aussetzung der nutritiven Eiweißzufuhr über 24 – 48 Stunden. Unberührt davon bleibt die **Behandlung eines Coma hepaticum** mit verzweigtkettigen Aminosäuren, die mit der parenteralen Ernährung nichts zu tun hat!

Tabelle 19.**4**　Abschätzung der täglichen Stickstoffbilanz:
Stickstoffzufuhr/-verlust = A + B – C – D – E

Parameter	Stickstoff/g
Aminosäurenzufuhr (g/Tag) : 6,25	= A
Abfall des Serumharnstoffspiegels (mg/dl/Tag) × 0,006 × kgKG	= B
Anstieg des Serumharnstoffspiegels (mg/dl/Tag) × 0,006 × kgKG	= C
Harnstoffkonzentration im Urin (g/l) × Urinvolumen (l/Tag) : 2	= D
Fixe renale und extrarenale Verluste (= 2–4 g/Tag)	= E

- Falls eine **elektrolytfreie parenterale Ernährung** notwendig ist oder aus anderen Gründen eine **individuellere Ernährung** als oben angegeben erfolgen muss, wird auf die Verwendung der Einzelkomponenten übergegangen, z. B.
  GX 24% (1000–1500 ml) + AS 10% (1000 ml) + FE 20% (250–500 ml).
  Elektrolyte werden in diesem Fall der Kohlenhydratlösung unter individuellen Gesichtspunkten zugemischt.
- **Überwachung und Steuerung der parenteralen Ernährung** erfolgen anhand der Glukose-, Triglyzerid-, Harnstoff- und Elektrolytwerte im Serum (eventuell natürlich auch anhand der Laktat- und Ammoniakwerte sowie der Stickstoffbilanz etc.; Tab. 19.**4**).
- Dabei gilt beim **Nichtdiabetiker**, nach Möglichkeit Altinsulindosen von > 50 IE/Tag zu vermeiden. Stattdessen erfolgt eine Reduktion der Kohlenhydratzufuhr bzw. der Übergang auf Zuckeraustauschstoffe. Auf die evidenzbasierte Bedeutung einer strengen Blutzuckerspiegeleinstellung bei Sepsis, aber auch beim Schädel-Hirn-Trauma wird in den entsprechenden Kapiteln hingewiesen.
- **Glutamin** ist in einer Dipeptidform als stabiles, den Aminosäurenlösungen zumischbares Präparat im Handel. Es gibt Expertenmeinungen, welche die Substitution von Glutamin bei **über lange Zeit rein parenteral ernährten septischen Patienten** empfehlen, da in mehreren Studien über einen positiven Effekt hinsichtlich Letalität und Infektionsrate berichtet wurde (vgl. Heyland et al. 2003).
- Zur **Zufuhr von Vitaminen und Spurenelementen**:
  - Der Patient erhält ab dem 4./5. postoperativen/posttraumatischen Tag wasser- und fettlösliche Vitamine in Form einer Kurzinfusion eines handelsüblichen **Vitaminkonzentrats**.
  - Daneben stehen hochkonzentrierte **Vitamin-K-Präparate** zur Verfügung. Der tägliche Vitamin-K-Bedarf beträgt 0,1 mg. Bei absolut fehlender Zufuhr treten Mangelerscheinungen aufgrund der Halbwertszeit frühestens nach einer Woche auf (Quick-Wert-Bestimmung!). Die handelsüblichen Ampullen enthalten 10 mg Vitamin K. Daher ist in der Regel nur bei Leberinsuffizienz auf die tägliche hochdosierte Vitamin-K-Zufuhr zu achten, ansonsten reicht eine einmal wöchentliche Gabe aus.
  - Sollen bei lang andauernder rein parenteraler Ernährung Spurenelemente zugesetzt werden, stehen entsprechende Präparate zur Verfügung. Das **wichtigste Spurenelement Zink** ist allerdings in den aufgeführten Mischbeuteln in ausreichender Menge vorhanden.
- Zur **Zufuhr von Elektrolyten**:
  - Die Kombinationslösungen sind hinsichtlich der täglich notwendigen Elektrolytzufuhr bilanziert, eine Zumischung von Elektrolytkonzentraten erübrigt sich also.
  - Den reinen Kohlenhydratlösungen können und sollen hingegen bedarfsweise die erforderlichen Elektrolytkonzentrate (KCl, NaCl, Na- oder K-Phosphat) zugemischt werden (s. oben).

Hauptregel der parenteralen Ernährung: Immer frühestmöglicher Übergang auf enterale Ernährung/Sondenkost! Die Sondennahrungen sind hinsichtlich Nährstoffen, Vitaminen und Spurenelementen voll bilanziert, sodass sich eine gesonderte Zufuhr von Vitaminen und Spurenelementen erübrigt.

1. Stufe der parenteralen Ernährung (hypokalorisch)**:**
Dient eigentlich nicht der Kalorienzufuhr, sondern
soll im Postaggressionsstoffwechsel die Negativität
der Stickstoffbilanz reduzieren.

Per. Lsg 3,5%, 2000 ml		
2000 ml	70 g AS	120 g KH
760 kcal		

2. Stufe der parenteralen Ernährung (Aufbaustufe)**:**
Unter Beibehaltung der Aminosäurenzufuhr
wird die Kohlenhydratzufuhr gesteigert.

Zent. Lsg 5% II, 1500 ml		
1500 ml	75 g AS	270 g KH
1400 kcal		

Zent. Lsg 5% I, 2000 ml		
2000 ml	100 g AS	240 g KH
1400 kcal		

3. Stufe der parenteralen Ernährung :
Steigerung der Kohlenhydratzufuhr:
2-Liter-, 2,5-Liter- oder 3-Liter-Konzept.

Zent. Lsg 5% II, 1500 ml + GX 24, 500 ml		
2000 ml	75 g AS	390 g KH
1900 kcal		

Zent. Lsg 5% I, 2000 ml + GX 24, 500 ml		
2500 ml	100 g AS	360 g KH
1900 kcal		

Zent. Lsg 3,5%, 3000 ml		
3000 ml	105 g AS	375 g KH
1900 kcal		

Abb. 19.**3**   Stufenweiser Aufbau einer parenteralen Ernährung. Für die Stufen 2, 3 und 4 sind mehrere Konzepte mit unterschiedlich hoher Flüssigkeitszufuhr genannt. AS = Aminosäuren, FE = Fettemulsion, KH = Kohlenhydrate.

3. Stufe der parenteralen Ernährung (Alternative):
Steigerung der Fettzufuhr

Zent. Lsg 5 % II, 1500 ml **+ FE 20 %,** 250 ml			
1750 ml	75 g AS	270 g KH	50 g Fett
1900 kcal			

Zent. Lsg 5 % I, 2000 ml **+ FE 20 %,** 250 ml			
2250 ml	100 g AS	240 g KH	50 g Fett
1900 kcal			

Zent. Lsg 3,5 % II, 2000 ml **+ FE 20 %,** 250 ml			
2250 ml	70 g AS	250 g KH	50 g Fett
1900 kcal			

4. Stufe der parenteralen Ernährung
(Bedarfsadaptierte Zufuhr von Aminosäuren, Kohlenhydraten und Fett):
Steuerung nach Triglyzerid-, Glukose-, und Harnstoffspiegel. Weitere Steigerung der Energiezufuhr durch Erhöhung der Fettzufuhr auf 500 ml (entspricht + 500 kcal) möglich.

Zent. Lsg 5 % II, 1500 ml **+ GX 24 %,** 500 ml **+ FE 20 %,** 250 ml			
2250 ml	75 g AS	390 g KH	50 g Fett
2400 kcal			

Zent. Lsg 5 % II, 2000 ml **+ GX 24 %,** 500 ml **+ FE 20 %,** 250 ml			
2750 ml	100 g AS	360 g KH	50 g Fett
2400 kcal			

Zent. Lsg 3,5 %, 3000 ml **+ FE 20 %,** 250 ml			
3250 ml	105 g AS	375 g KH	50 g Fett
2300 kcal			

Übergang auf enterale Ernährung:
Die parenterale Ernährung erfolgt nur noch als Ergänzung zur enteralen Kost. Das Nährstoffverhältnis (KH : AS) ist ausgewogen.

Zent. Lsg 3,5 %		
1000 – 2000 ml	35 – 70 g AS	125 – 250 g KH
650 – 1300 kcal		

19.4 Ernährungsregime für Kinder

- Flüssigkeitsmenge:
  – 4 ml/kg KG für die ersten 10 kg,
  – 2 ml/kg KG für das 11.–20. kg,
  – 1 ml/kg KG ab dem 21. kg.
- Bis zum 10. Lebensjahr wird als erste Stufe einer bilanzierten Infusionstherapie eine Halbelektrolytlösung mit einem Glukosezusatz von 5 % (E70/G5) verwendet. Dieser Lösung werden noch **10 mmol KCl/500 ml** zugesetzt.
- Ist eine volle parenterale Ernährung erforderlich, wird die Infusionstherapie über 3–5 Tage bis zu den in Tab. 19.**5** angegeben Bedarfswerten aufgebaut.
- Mit Hilfe der oben (19.2) genannten Lösungen, insbesondere der aufgeführten elektrolytbilanzierten 12,5 %igen Glukoselösung für Kinder, kann für jedes Lebensalter eine adäquate Ernährungstherapie zusammengestellt werden.

Tabelle 19.**5** Nährstoffbedarf bei Kindern (pro Kilogramm Klörpergewicht)

Alter	Glukose (g)	Aminosäuren (g)	Fett (g)	Kilokalorien
1. Lebensjahr	8 – 15	1,5 – 2,5	2 – 3	60 – 100
2. Lebensjahr	12 – 15	1,5	2 – 3	70 – 90
3. – 5. Lebensjahr	12	1,5	1 – 2	60 – 70
6. – 10. Lebensjahr	10	1,0	1 – 2	50 – 60
10. – 14. Lebensjahr	8	1,0	1	50

20 Periduralanästhesie

20.1 Indikationen und Vorbemerkungen

- Die Periduralanästhesie, insbesondere die thorakale, hat durch ihre Vorteile in Hinblick auf Patientenkomfort, Kardioprotektivität und Förderung der Darmperistaltik wieder einen Aufschwung erlebt.
- Der überwiegende Teil der Patients, die auf der Intensivstation mit einem Periduralkatheter behandelt werden, hat diesen aus Anlass einer vorangegangenen Operation erhalten, sodass das intensivmedizinische Personal „nur" die Weiterführung und Überwachung der Periduralanästhesie (damit aber auch die Verantwortung) übernimmt.
- Darüber hinaus stellt eine auf der Intensivstation indizierte Regionalanästhesie in vielen Fällen eine sinnvolle Erweiterung des stationsüblichen Analgosedierungskonzepts dar, wobei vor allem die peripheren Nervenblockaden (wegen ihrer günstigen Nutzen-Risiko-Relation) und die thorakale Periduralanästhesie (wegen der oben genannten Vorteile) infrage kommen.
- **Die intensivstationstypischen absoluten Kontraindikationen** für die Durchführung von rückenmarknahen Analgesieverfahren sind:
  - Sepsis,
  - Schock,
  - Infektionen oder frische Blutungen im Bereich des Zentralnervensystems,
  - erhöhter Hirndruck,
  - unklare oder schlecht dokumentierte neurologische Erkrankungen,
  - hochgradige Aorten- oder Mitralstenose,
  - manifeste Gerinnungsstörungen oder zu geringer zeitlicher Abstand zur zuletzt applizierten Heparingabe im Rahmen einer medikamentösen Thromboseprophylaxe (Mindestabstand von 4 Stunden nach Gabe von unfraktioniertem Heparin sowie Mindestabstand von 12 Stunden nach Gabe von fraktioniertem Heparin bei niedriger Dosierung und guter Nierenfunktion gemäß Leitlinien der DGAI 2003),
  - fehlende Einwilligung des Patienten oder seines Betreuers, zumal die Vorteile einer Anwendung im Bereich der Intensivmedizin noch nicht als evidenzbasiert gelten können.
- Denkbare und zum Teil durch Studien untermauerte gute **Indikationen** für eine Regionalanästhesie sind:
  - schweres Thoraxtrauma mit multiplen Rippenfrakturen und gegebenenfalls Instabilität (seit langem bekannt, z. B. Ullmann et al. 1989),
  - rezidivierend erforderliche lokale operative Eingriffe oder schmerzhafte Manipulationen wie Verbandswechsel oder physiotherapeutische Maßnahmen,
  - Sympathikusblockade zur Prävention oder Therapie einer postoperativen Ileusproblematik.
- **Durchführung:**
  - schriftliche oder elektronische Dokumentation der Aufklärung und Einwilligung durch den Patienten oder seinen Betreuer,
  - strengstes aseptisches Vorgehen (erfordert mehr Aufwand und Sorgfalt als im „sterilen" Operationssaal),

- Vermeidung einer Relaxation und einer zu tiefen Analgosedierung des Patienten (Ramsay-Score von höchstens 3), damit Parästhesien oder Abwehrbewegungen erkannt werden können,
- bei liegendem Katheter immer wieder Prüfung und *Dokumentation* des Neurostatus (keine tiefe Analgosedierung) sowie regelmäßige Inspektion der Einstichstelle,
- bei Verdacht auf eine Komplikation sofortige radiologische Kontrolluntersuchung, am besten in Form einer Magnetresonanztomographie, da der Patient in seinen subjektiven Äußerungen eingeschränkt ist.

20.2 Verwendete Lokalanästhetika und Opioide

Lumbale Periduralanästhesie

Verwendet werden 3 Substanzen (Ropivacain oder Bupivacain, Morphin, Sufentanil), die bolusweise oder kontinuierlich (über Perfusor) appliziert werden können. Dabei gelten die in Tab. 20.**1** genannten Differenzialindikationen.

Thorakale Periduralanästhesie

- Gegenüber der lumbalen Periduralanästhesie Methode der Wahl bei
  - allen thorakalen Eingriffen,
  - allen Oberbaucheingriffen,
  - kardialen Risikopatienten und
  - allen Eingriffen, bei denen eine postoperative Förderung der Peristaltik besonders wichtig ist (Zystektomie etc.).
- Um die motorische Blockade gering zu halten und aus Gründen der Vereinfachung kommt als Lokalanästhetikum nur Ropivacain (Naropin) und als Opioid nur Sufentanil zur Anwendung.
- Dosierung: s. Tab. 20.**2**.

Tabelle 20.**1**   Vorgehen bei lumbaler Periduralanästhesie

Medikamente	Indikationen	
	Oberbaucheingriffe, thorakale Eingriffe*	**Orthopädische Operationen an Knie oder Hüfte, Prostatektomien, Unterbaucheingriffe**
Ropivacain-Bolus (10 ml, 0,2 – 0,375)	Nicht sinnvoll	„Loading-Dose" oder Ergänzung zum Lokalanästhetika-Perfusor bei akuten Schmerzen; Methode der Wahl bei kurzfristigem Aufenthalt auf der Intensivstation.
Sufentanil-Bolus (10 μg in 10 ml Ropivacain 0,2%)	Bei akuten Schmerzen unter Perfusorgabe	Sinnvoll, wenn sich die Gabe von Carbostesin ohne Opiat (als Perfusor oder Bolus) als unzureichend erwiesen hat und der Patient akut Schmerzen hat
Morphin-Bolus (2,5 – 5 bis 10 mg in 10 ml Ropivacain 0,2% oder in 0,9%iger NaCl-Lösung)	Einfachste und preiswerteste Methode bei denjenigen Patienten, deren Intensivüberwachung in den nächsten Stunden gesichert ist (s. unten)	Obsolet
Ropivacain-Perfusor (0,2 – 0,375%, 4 – 10 ml/Stunde)	Nicht sinnvoll	Methode der Wahl bei orthopädisch operierten Patienten, die sich durch die eventuelle motorische Blockade nicht gestört fühlen
Ropivacain-/ Sufentanil-Perfusor (20 – 30 μg Sufentanil in 50 ml Naropin 0,2 – 0,3%; 4 – 10 ml/Stunde)	Alternative zur Morphin-Bolusgabe für diejenigen Patienten, deren weitere Intensivüberwachung nicht gesichert ist	Methode der Wahl bei unzureichender Wirkung ohne Opiat, bei störender motorischer Blockade und bei urologischen und intraabdominellen Eingriffen

* Grundsätzlich ist eine thorakale Periduralanästhesie in diesen Fällen besser geeignet!

Tabelle 20.**2**   Vorgehen bei thorakaler Periduralanästhesie

Medikamente	Bolus	Perfusor
Ropivacain	10 ml 0,2% oder 10 ml 0,3%	Ropivacain 0,3%**, 4 – 10 ml/Stunde
Ropivacain + Sufentanil	10 ml Ropivacain 0,16% mit 10 µg Sufentanil*	30 µg Sufentanil in Ropivacain 0,3%*** oder 20 µg Sufentanil in Ropivacain 0,18%****, 4 – 10 ml/Stunde

* 2 ml Sufenta epi + 8 ml Naropin 0,2% = 10 ml
** 20 ml Naropin 0,75% + 30 ml 0,9%ige NaCl-Lösung = 50 ml
*** 6 ml Sufenta epi + 20 ml Naropin 0,75% + 24 ml 0,9%ige NaCl-Lösung = 50 ml
**** 4 ml Sufenta epi + 40 ml Naropin 0,2% = 44 ml

20.3   Mindestüberwachung nach epiduraler Opioidgabe

● Morphin: Nach einer Bolusgabe ist für mindestens 12 Stunden der Aufenthalt auf der Intensivstation erforderlich.
● Sufentanil:
  – Nach der letzten Sufentanil-Applikation ist für mindestens 6 Stunden der Aufenthalt auf der Intermediate-Care-Station erforderlich.
  – In Form der patientenkontrollierten Applikation (PCEA) erfolgt die Opioidgabe auch auf der Normalstation nach mindestens 12-stündiger Testphase auf der Intermediate-Care-Station.

21 Postoperative/posttraumatische Schmerztherapie

21.1 Präparate

- Für kontrolliert beatmete Patienten gelten die Regeln der Analgosedierung (s. Kap. 7).
- Für Patienten mit einem lumbalen oder thorakalen Periduralkatheter s. Kap. 20.
- Für die systemische Analgesie bei spontan atmenden Patienten stehen folgende Substanzen zur Verfügung:
  - Piritramid (Dipidolor Ampullen 15 mg),
  - Fentanyl Ampullen 0,5 mg,
  - Sufentanil (Sufenta Ampullen 0,25 mg),
  - Metamizol (Novaminsulfon Ampullen 1 g),
  - Paracetamol (Perfalgan Infusionsflaschen 1 g),
  - Diclofenac Suppositorien (50 mg) oder Tabletten (50 mg).

21.2 Differenzialindikation

- Mittel der Wahl ist **Piritramid**. Die Anwendung soll zu Beginn titrierend erfolgen, das heißt 15 mg werden auf 10 ml verdünnt und milliliterweise i. v. appliziert. Die auf diese Weise herausgefundene Dosis wird dann in 4- bis 6-stündlichen Intervall weiter gegeben, in der Regel *4- bis 6-mal ¼ – ½ Ampulle Dipidolor*.
- **Fentanyl** soll nur bei intubierten Patienten Anwendung finden. Die Applikation erfolgt kontinuierlich über einen Perfusor (*z. B. 1,5 mg/50 ml, 4 – 8 ml/Stunde*). Diese Vorgehensweise empfiehlt sich selbstverständlich nur bei der langfristig notwendigen, nicht bei der kurzfristig erforderlichen postoperativen Analgesie.
- **Sufentanil** wird ebenfalls kontinuierlich über einen Perfusor gegeben (*z. B. 0,5 oder 0,75 mg/50 ml, 2 ml/Stunde*). Sufentanil wird gegenüber Fentanyl eine geringere Atemdepression bei äquipotenter Analgesie zugeschrieben, andererseits aber eine stärkere Sedierung (s. Kap. 7).
- *Ergänzend* zu den Opioiden werden die peripher wirkenden Analgetika **Metamizol** (Einzeldosis: 1 g; tägliche Maximaldosis: 4 g), **Paracetamol** (Einzeldosis: 1 g; tägliche Maximaldosis: 4 g) und **Diclofenac** (Einzeldosis: 50 mg; tägliche Maximaldosis: 150 mg) eingesetzt. Dabei ist
  - **Paracetamol** wegen seiner geringen Nebenwirkungen, aber auch wegen der schwächeren Wirkung bei leichteren Schmerzen,
  - **Metamizol** wegen seiner spasmolytischen Wirkung vor allem bei viszeralen Schmerzen und
  - **Diclofenac** wegen seiner antiphlogistischen Wirkung vor allem bei schwellungs- und ödembedingten Schmerzen geeignet zu sein.
- Bei der Gabe der peripher wirksamen Analgetika muss eine Abwägung der möglichen **Nebenwirkungen** bzw. Risiken erfolgen:
  - **Paracetamol**: praktisch keine Nebenwirkungen, solange die Dosierungsgrenzen nicht überschritten werden (s. oben; minimales Dosierungsintervall: 4 Stunden);

- **Metamizol:** Agranulozytose (bei kurzfristiger Anwendung sehr selten, insofern besteht bei gegebener Indikation keine Kontraindikation), Lyell-Syndrom (ebenfalls sehr selten), Blutdruckabfall (durch langsame i. v. Injektion in der Regel vermeidbar);
- **Diclofenac:** Abnahme der Nierendurchblutung mit der Gefahr der Auslösung eines akuten Nierenversagens – eventuell additiver/potenzierender Effekt zur Narkose, insofern Applikation nur bei sicher guter Volumensituation und normaler Nierenfunktion, keine Anwendung innerhalb der ersten 6 postoperativen Stunden; gastrointestinale Nebenwirkungen (bei kurzfristiger Anwendung und fehlender Anamnese vernachlässigbar), Hemmung der Plättchenaggregation (insofern vernachlässigbar, als die Dauer der Hemmung die Plasmahalbwertszeit von wenigen Stunden nicht übersteigt).
- Pseudoallergische Reaktionen durch vermehrte Bildung von Leukotrienen infolge der Prostaglandinsynthesehemmung sind bei hohen Dosierungen und disponierten Patienten (mit Polypen, Asthma und/oder Neurodermitis) sowohl für Diclofenac als auch für Metamizol beschrieben.

22 Prophylaxen

22.1 Thromboseprophylaxe

- Die medikamentöse Thromboseprophylaxe gehört erwiesenermaßen zu denjenigen Maßnahmen, die eine Senkung der perioperativen Mortalität zur Folge haben. Dabei schneiden in zahlreichen Studien die niedermolekularen Heparine etwas besser ab als unfraktioniertes Heparin.
- Trotzdem wird in der Intensivmedizin wegen der besseren Steuerbarkeit die Thromboseprophylaxe in der Regel zunächst mit unfraktioniertem Heparin über einen Perfusor in einer Dosierung von *7500 – 10.000 – 15.000 IE/24 Stunden* i. v. durchgeführt.
- Der Perfusor wird bei nichtoperativen Patienten von Beginn an, bei operativen Patienten *ab der 6. postoperativen Stunde* angestellt, sofern *keine wesentliche Nachblutung* besteht. Ausgenommen sind Patienten nach
  - Herzoperationen (Kap. 33),
  - Aortenoperationen (Heparin erst nach 24 Stunden),
  - Lungenoperationen (Heparin erst nach 24 Stunden) und
  - Prostataoperationen (Heparin erst nach 24 Stunden).
- Bei **Traumapatienten** muss immer eine individuelle Entscheidung für den Beginn der Thromboseprophylaxe getroffen werden. Bei Patienten mit **Schädel-Hirn-Trauma** erfolgt die Heparingabe frühestens ab dem 3. – 4. posttraumatischen Tag.
- Patienten, bei denen das Thromboserisiko höher eingeschätzt werden muss als das postoperative Nachblutungsrisiko (z. B. bei **Thrombose- oder Embolieanamnese** oder nach unkomplizierten orthopädischen Eingriffen an den unteren Extremitäten) erhalten Heparin in oben genannter Dosierung bereits unmittelbar postoperativ.
- Bei länger liegenden Patienten, bei denen keine Blutungsgefahr besteht und bei denen auf eine gute Steuerbarkeit und Antagonisierungsmöglichkeit des Heparins verzichtet werden kann, erfolgt alternativ zur kontinuierlichen i. v. Gabe von *unfraktioniertem Heparin* die s. c. Gabe eines niedermolekularen Heparins, z. B. *Nadroparin* in einer täglichen *Einmaldosierung von 0,3 – 0,4 ml* (bei schwerer Leber- oder Niereninsuffizienz kontraindiziert).
- Bei der Thromboseprophylaxe mit niedermolekularen Heparinen ist keine routinemäßige Anti-Xa-Spiegel-Überwachung erforderlich.
- Bei **Überdosierung eines niedermolekularen Heparins** kann ein Antagonisierungsversuch mit Protamin unternommen werden. Die Wirkung einer solchen Antagonisierung ist aber nicht so vorhersehbar und sicher wie bei unfraktioniertem Heparin.
- Bei Verdacht auf eine heparininduzierte Thrombozytopenie s. Kap. 31.
- Zu einer erwiesenermaßen sinnvollen Thromboseprophylaxe gehören auch die mechanischen Kompressionsmaßnahmen der unteren Extremitäten. Diese können jedoch beim schwerkranken Intensivpatienten wegen der oft unsicheren peripheren Durchblutung und der Notwendigkeit, diese zu beurteilen, sowie wegen der häufig erforderlichen Kühlungsmaßnahmen und des wechselnden Beinumfangs bei Ödemen häufig nicht konsequent durchgeführt werden.

22.2 Stressulkusprophylaxe

- Wichtigste Maßnahmen sind die Schaffung guter Kreislauf- und Oxygenierungs-
verhältnisse, die Stressreduktion durch adäquate Analgosedierung und die frühe
enterale Ernährung. Während dies unbestritten ist, haben unzählige Studien zu
Notwendigkeit, Art und Weise sowie den Nebenwirkungen einer medika-
mentösen Prophylaxe (Steigerung der Pneumonierate?) letztlich keine eindeuti-
gen Ergebnisse erbracht.
- Empfohlen wird die medikamentöse Stressulkusprophylaxe bei allen Risiko-
patienten bzw. -konstellationen:
  - Ulkusanamnese,
  - Kortisontherapie,
  - Polytrauma und/oder Schädel-Hirn-Trauma,
  - Sepsis,
  - Organversagen,
  - Schock (jede Form),
  - Langzeitbeatmung (> 48 Stunden),
  - Verbrennung.
- Durchführung:
  - Falls eine enterale Applikation möglich ist: *Pirenzepin (3-mal 10 mg i. v.) plus
  Sucralfat (6-mal 1 g über die Magensonde)* oder *Pirenzepin (3-mal 10 mg i. v.)
  plus Sondenkost.*
  - Falls eine enterale Applikation nicht möglich ist: *Ranitidin (4-mal 50 mg i. v.)*
  oder *Omeprazol (1-mal 20–40 mg i. v.)* oder ein anderer Protonenpumpen-
  hemmer.
- Anmerkungen:
  - Eine Stressulkusprophylaxe während der kurzfristigen Nachbeatmung nach
  unkomplizierten herz- oder allgemeinchirurgischen Eingriffen ist nicht erfor-
  derlich.
  - Sucralfat wirkt im sauren Milieu, daher nicht mit einem Säurehemmer
  (H_2-Blocker oder Protonenpumpenhemmer) kombinieren.
  - Ranitidin wird bei starker Niereninsuffizienz (Clearance von < 30 ml/Minute)
  auf eine Dosis von 4-mal 25 mg reduziert.
  - Omeprazol ist bei schwerer Leberinsuffizienz kontraindiziert. Bei Niereninsuf-
  fizienz beträgt die maximale Dosis 1-mal 20 mg i. v.
  - Während die Wirksamkeit der H_2-Blocker hinsichtlich der Stressulkusprophy-
  laxe in der Intensivmedizin bewiesen ist, steht dieser Nachweis und damit die
  Zulassung für die Protonenpumpenhemmer für diese Indikation noch aus.
  - Unabhängig von der Stressulkusprophylaxe ist eine Magensäurehemmung mit
  Ranitidin oder Omeprazol bei extubierten und vigilanzgeminderten (das heißt
  aspirationsgefährdeten) Patienten immer angezeigt.

22.3 Selektive Darmdekontamination (SDD)

- Während die Senkung der nosokomialen Infektionsrate durch die selektive Darmdekontamination bewiesen werden konnte, ist der von de Jonge et al. (2003) erbrachte Beweis eines besseren Patienten-Outcome nach wie vor umstritten. Auch nach 20 Jahren heftiger Kontroversen um die SDD gibt es Empfehlungen dafür und dagegen.
- Hauptgegenargumente gegen die klassische Form der SDD sind die aus bakteriologischer Sicht abzulehnende topische Antibiotikaanwendung sowie die systemische Gabe eines Drittgenerationscephalosporins mit der Gefahr der Förderung bakterieller Resistenzen, insbesondere im grampositiven Bereich.
- Auch an dieser Stelle wird die *generelle* Durchführung der SDD *nicht* empfohlen. Zu überlegen ist der Einsatz bei wenigen Hochrisikopatienten (z. B. bei vorbestehender Immuninsuffizienz) oder bei wenigen Indikationen (z. B. Ösophagusresektion).
- Durchführung:
  - Herstellung einer Mundpaste aus Amphotericin B (2 g), Tobramycin-Pulver (2 g), Colistinsulfat-Pulver (2 g), Paraffinum liquidum (2 g) und Pastengrundlage (2 g);
  - Herstellung einer Suspension für den Gastrointestinaltrakt: Polymyxin B (50 mg) sowie Gentamicin (80 mg) oder Tobramycin (80 mg) mit 0,9 %iger NaCl-Lösung auf 10 ml aufziehen;
  - Applikation: von der Mundpaste 4-mal täglich 0,25 – 0,5 g in das Vestibulum oris geben und von der Suspension 4-mal täglich 10 ml über die gastrointestinale Sonde verabreichen; dazu zeitversetzt 4-mal täglich 3 ml AmphoMoronal in den Rachen sowie über mindestens 4 Tage Cefotaxim in einer Dosierung von 50 – 100 mg/kg KG i. v. geben.

23 Sondenkosternährung

23.1 Zugangswege und Präparate zur Standardernährung

Sondenkost kann über nasogastrale, nasoduodenale und nasojejunale Sonden sowie über eine perkutane Gastrostomie oder eine Katheterjejunostomie zugeführt werden. Eine Übersicht über die Differenzialindikation der Zugangswege gibt Abb. 23.**1**.

An enteralen Diäten ist es sinnvoll, mindestens 5 Präparate vorzuhalten:

- makromolekulare Aufbaudiät,

    z. B. _____ :

    - 0,5 kcal/ml,
    - ballaststofffrei,
    - geeignet als Anfangssondennahrung für die Aufbauphase bzw. die Umstellung von parenteraler auf enterale Ernährung,
    - aufgrund des hohen Gehaltes an freier Flüssigkeit bei Patienten mit hohem Flüssigkeitsbedarf oder osmotisch bedingten Diarrhöen einsetzbar;
- makromolekulare Standarddiät,

    z. B. _____ :

    - 1,0 kcal/ml,
    - ballaststoffreich,
    - Standardpräparat zur vollständigen Ernährung bei intakter Verdauungsfunktion,
    - komplett und bilanziert an Elektrolyten, Spurenelementen und Vitaminen;
- Oligopeptiddiät,

    z. B. _____ :

    - 1,0 kcal/ml,
    - ballaststofffrei,
    - zur vollständigen oder zusätzlichen Ernährung, auch bei Verdauungs- und Resorptionsstörungen, vorzugsweise für die duodenale/jejunale Zufuhr,
    - auch zur frühen enteralen Ernährung geeignet;
- Standarddiät auf Sojabasis,

    z. B. _____ :

    - 1,0 kcal/ml,
    - ballaststofffrei,
    - milchfreie, vollbilanzierte Sondennahrung zur besonderen Ernährung bei Milcheiweißunverträglichkeit und Laktoseintoleranz,
    - indiziert bei unspezifischer Diarrhöe, besonders geeignet bei Morbus Crohn/ Colitis ulcerosa;

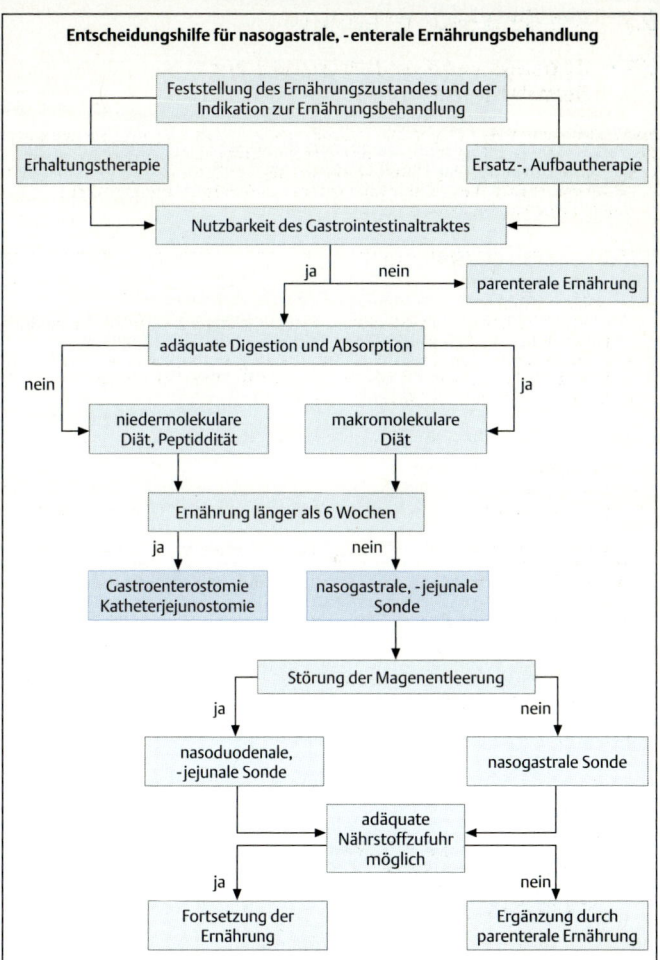

Abb. 23.**1** Enterale Ernährungsbehandlung: Zugangswege und Präparate.

- Spezialdiät bei Niereninsuffizienz,

  z.B: _____ :
  – 1,5 kcal/ml,
  – ballaststofffrei,
  – hochkalorisch und kaliumarm.

Die Zufuhr aller Diäten erfolgt in der Regel *kontinuierlich pumpengesteuert*. Für einen zirkadianen Rhythmus und zur Überprüfung auf Reste von Mageninhalt werden routinemäßig Pausen (s. unten) eingehalten.

23.2 Stufenschema

Ein Beispiel für einen Sondenkostaufbau ist in Tab. 23.**1** dargestellt.
- Soll der Patient eine Oligopeptiddiät erhalten, kann mit dem entsprechenden niedermolekularen Präparat ebenfalls nach dem Dosierungsschema in Tab. 23.**1** verfahren werden.
- Die nächst höhere Stufe wird nur dann verordnet, wenn der Patient das Ernährungsregime vom Vortag vertragen hat, das heißt der Rest des Mageninhalts < 200 ml/24 Stunden beträgt. Ansonsten wird das Regime vom Vortag wiederholt.

Zur praktischen Durchführung:
- Bei der Verordnung von Sondenkost werden das entsprechende Präparat und die Pumpenrate benannt (31, 62, 93 oder 125 ml/Stunde). Weitere Anordnungen sind routinemäßig nicht erforderlich.
- Wenn keine abweichende Verordnung getroffen ist, wird mit der kontinuierlichen Sondenkostzufuhr zwischen 23 und 5 Uhr sowie zwischen 14 und 16 Uhr pausiert. In diesen Pausen erfolgen das Öffnen der Magensonde und die Überprüfung auf Reste von Mageninhalt. Auf diese Weise kann bei unerwartet hohen Resten ab 16 Uhr der Tagesverordnungsplan noch einmal abgeändert werden.

Tabelle 23.**1** Beispiel eines Sondenkostaufbaus

Tag	Menge und Art der Sondenkost	Infusionsgeschwindigkeit (ml/Stunde)	Energie (kcal)
1	500 ml Aufbaudiät	31	250
2	1000 ml Aufbaudiät	62	500
3	1000 ml Standarddiät	62	1000
4	1500 ml Standarddiät	93	1500
5	2000 ml Standarddiät	125	2000

Die Infusionsraten gelten für eine 16-stündige tägliche Kostzufuhr (s. Text).

- Durch operative oder diagnostische Maßnahmen, besondere Lagerungen, patienteneigene Besonderheiten etc. kann es natürlich sinnvoll sein, von dem genannten starren Zeit- und Dosierungsschema abzuweichen.
- Bei gastraler Zufuhr und großen Resten an Mageninhalt empfiehlt es sich, auf eine bolusweise, z. B. vierstündliche Applikation der Sondenkost umzustellen und die Magensonde bei erhöhtem Oberkörper jeweils nur eine Stunde nach der Sondenkostapplikation geschlossen zu halten. Kann die Magenentleerungsstörung bei ansonsten intakter Verdauungsfunktion nicht in kurzer Zeit behoben werden, erfolgt die Umstellung auf duodenale/jejunale Zufuhr (Abb. 23.**1**).

23.3 Behandlung von Diarrhöen

Bei Auftreten von Diarrhöen erfolgt entweder eine Teepause oder versuchsweise eine Umstellung der Sondenkost. Folgende Präparate stehen zur Verfügung:
- Heilnahrung,
- Säuglingsnahrung (0,6 kcal/ml) und
- Standarddiät auf Sojabasis (s. oben).

Auszuschließen ist, dass die Diarrhö nicht durch eine zu kalte Sondenkost oder osmotisch durch eine zu rasche Zufuhr ausgelöst wird. Gegebenenfalls ist also von einer Bolusgabe auf die kontinuierliche Zufuhr überzugehen bzw. die Infusionsrate zu reduzieren.

Differenzialdiagnostisch ist immer an eine antibiotikaassoziierte Diarrhö bzw. an die pseudomembranöse Enterokolitis zu denken, das heißt es wird eine Stuhlprobe auf die Clostridium-difficile-Toxine A und B untersucht. Bei positivem Nachweis: s. Kap. 8.6.

24 Tachykarde Herzrhythmusstörungen

24.1 Grundlagen

- Eine Akuttherapie tachykarder Herzrhythmusstörungen ist erforderlich
  - bei deutlicher subjektiver Symptomatik,
  - bei hämodynamischer Relevanz,
  - bei Patienten mit KHK wegen drohender Myokardischämie und
  - aus prognostischer Indikation nur bei früh einfallenden ventrikulären Extrasystolen mit der Gefahr eines R-auf-T-Phänomens.
- Vor Einleitung der Therapie sind *immer die Ableitung eines 12-Kanal-EKG* vorzunehmen und eine Diagnose der Rhythmusstörung zu stellen.
- Da die meisten tachykarden Herzrhythmusstörungen auf der Intensivstation symptomatischer Natur sind, ist grundsätzlich nach dem Auslöser zu suchen (Hypoxie, Elektrolytstörungen, Störungen des Säurebasenhaushaltes, Hypovolämie, Hypothermie, Tamponade, Systemic inflammatory Response Syndrome etc.) und dieser primär zu behandeln.
- In Tab. 24.1 ist eine grobe Einteilung tachykarder Herzrhythmusstörungen dargestellt.

Tabelle 24.1 Einteilung tachykarder Herzrhythmusstörungen

	Schmaler QRS-Komplex (< 0,12 Sekunden)	Breiter QRS-Komplex (≥ 0,12 Sekunden)
Regelmäßig	• Sinustachykardie • Vorhoftachykardie (P vor R) • Vorhofflattern mit regelmäßiger Überleitung (2:1, 3:1 etc.) • AV-Knoten-Reentry-Tachykardie (P in R) • Präexzitationssyndrome (orthodrom) (P nach R, δ-Welle)	• Supraventrikuläre Tachykardie mit Block • Kammertachykardie • Präexzitations-syndrome (antidrom)
Unregelmäßig	• Vorhofflimmern • Vorhofflattern mit unregelmäßiger Überleitung	• Torsade-de-Pointes-Tachykardie • Kammerflattern

24.2 Akuttherapie

Bei der Vielzahl der auf dem Markt befindlichen Antiarrhythmika ist es ausreichend, sich auf die in Tab. 24.**2** genannten zu beschränken.

Akutes Vorhofflimmern

- Häufigste Rhythmusstörung auf der Intensivstation. meist Sekundärfolge einer primär nichtkardialen Störung (z. B. Sepsis, Volumenmangel, Hypoxie, Elektrolytstörungen). Insofern sind Ursachenerkennung und -behandlung vordringlich. Erst in zweiter Linie erfolgt die symptomatische Therapie: *Digitoxin (0,25 mg) plus Verapamil (5 – 10 mg)*. Dadurch ist in der Regel eine Frequenzkontrolle und häufig auch (mit zeitlicher Verzögerung) eine Kardioversion zu erzielen.
- Erwägenswert ist ein Verapamil-Perfusor, der bei hämodynamischer Instabilität oft besser vertragen wird als Bolusgaben.
- Gegebenenfalls wird ein elektrischer (200 Joule) oder medikamentöser Kardioversionsversuch (*Sotalol oder Ajmalin*) unternommen.
- Grundsätzlich gilt: Jedes längere Vorhofflimmern (> 4 Stunden) stellt eine Indikation für eine *Antikoagulation* dar, der andererseits postoperativ natürlich enge Grenzen gesetzt sind.

Vorhofflattern

- Meist regelmäßige Tachykardie, die am einfachsten nach Gabe von *Adenosin* durch Demaskierung der Flatterwellen diagnostiziert werden kann.
- Elektrische Kardioversion (50 – 100 Joule), bei liegenden Vorhofelektroden atriale Überstimulation.
- *Digitoxin und Verapamil:* Hierdurch erfolgt häufig nur die (erwünschte) Überführung in ein hämodynamisch günstigeres Vorhofflimmern. Alternative: *Ajmalin (30 – 50 mg)*.

AV-Knoten-Reentry-Tachykardie

- Vagale Manöver, Carotisdruck.
- Medikament der Wahl: *Adenosin 6 – 12 mg Bolus.*
- Mittel der II. Wahl: *Ajmalin* oder *Verapamil.*
- Zur Rezidivprophylaxe: *β-Blocker, ggf. Amiodaron.*

Ektope atriale Tachykardie

- Vagale Manöver,
- Karotisdruck,
- *Ajmalin (50 mg i. v.),*
- eventuell Rezidivprophylaxe mit einem Klasse-III-Antiarrhythmikum.

Tabelle 24.2 Antiarrhythmika

Klasse	Wirkmechanismus	Präparate	Wirkort			
			Vorhof	AV-Knoten	Ventrikel	Akzessorisches Bündel
I	Hemmung des Natriumeinstroms		++	+	+++	+++
Ia	Hemmung des Natriumeinstroms mit Verlängerung der Dauer des Aktionspotenzials	Ajmalin				
Ib	Hemmung des Natriumeinstroms mit Verkürzung der Dauer des Aktionspotenzials	Lidocain, Phenytoin				
Ic	Hemmung des Natriumeinstroms ohne Änderung der Dauer des Aktionspotenzials	Propafenon				
II	β-Rezeptor-Blockade	Metoprolol, Sotalol	+	+++	(+)	–
III	Hemmung des Kaliumausstroms	Amiodaron, Sotalol	+++	+++	+++	+++
IV	Kalziumantagonisten	Verapamil	(+)	+++	(+)	–
Weitere Antiarrhythmika		Digitalis	Proarrhythmogene Wirkung	++	Proarrhythmogene Wirkung	–
		Adenosin	–	+++	–	–

(+) = keine bis geringe Wirkung, + = Wirkung, ++ = deutliche Wirkung, +++ = Hauptwirkung, – = keine Wirkung.

Präexzitationssyndrome

 Eine sichere Diagnosestellung ist nur durch Anamnese und Kenntnis des Ruhe-EKG möglich.

- Vagale Manöver,
- Karotisdruck,
- gegebenenfalls atriale Überstimulation,
- *Adenosin (6 – 12 mg als Bolus)* oder *Ajmalin (50 mg; Mittel der Wahl).*
- Kontraindiziert sind Digitalis und Verapamil.

Ventrikuläre Tachykardie

- Bei hämodynamischer Instabilität: elektrische Kardioversion (100 Joule);
- Medikament der Wahl: *Ajmalin (50 mg i. v.);*
- bei schlechter Ventrikelfunktion: *Amiodaron (300 mg bzw. 5 mg/kg KG i. v. –* langsame Injektion, anschließend gegebenenfalls Amiodaron-Perfusor; s. Kap. D 4).

Torsade-de-Pointes-Tachykardie

- Meist handelt es sich um eine Medikamenten-(Antiarrhythmika!-)Nebenwirkung/-Überdosierung.
- Die Ursachenbehandlung (Ischämie, Hypokaliämie, Antiarrhythmikagabe) steht im Vordergrund.
- *Magnesiumsulfat: 2 g i. v. über 1 – 5 Minuten,* anschließend weitere 2 g über 15 Minuten, gegebenenfalls Perfusor (*500 mg/Stunde*).

25 Temporäre Schrittmachertherapie

25.1 Indikationen

- Hämodynamisch relevante Bradykardie, die medikamentös nicht zu beheben ist,
- hämodynamisch relevanter AV-Block Grad III,
- Asystolie, z. B. bei erfolgloser medikamentöser Reanimation oder als Folge von Medikamentenwirkungen,
- **prophylaktische Indikation:** Vorbereitung zur sofortigen temporären Stimulation, z. B. bei Hinterwandinfarkt mit rezidivierend auftretenden AV-Blockierungen oder Ähnliches.

25.2 Schrittmacherelektroden

- *Alle* zur temporären Schrittmachertherapie benötigten Materialien und Geräte müssen sich im Notfallwagen befinden!
- Entscheidend sind eine **strikte Standardisierung des Vorgehens** und eine Beschränkung auf wenige Materialien, in deren Gebrauch alle auf der Station tätigen Ärzte und Pflegepersonen im Rahmen eines regelmäßigen Reanimationstrainings unterwiesen werden.

Transkutane Klebeelektroden

- Diese sind das Verfahren der ersten Wahl bei akuter Asystolie beim analgosedierten und beatmeten Patienten und werden entsprechend den aufgedruckten Hinweisen auf dem Brustkorb platziert sowie an den Schrittmacher angeschlossen.
- Als Schrittmacher dienen die entsprechenden Module der auf dem Notfallwagen befindlichen Defibrillatoren.
- Bei Asystolie wird der fixe Stimulationsmodus gewählt und die Stromstärke gesteigert (in der Regel bis auf 40 – 80 mA), bis es zur mechanischen Antwort des Herzens kommt. Die erfolgreiche elektrische Stimulation ist wegen der hohen Stromstärke nicht am EKG zu erkennen, sodass als Erfolgskontrolle nur der tastbare Puls oder die arterielle Druckkurve bleibt.

Transvenöse Elektrodenkatheter

Diese werden über eine gängige 8-F- oder 9-F-Pulmonaliskatheterschleuse oder eine Braunüle (Firma Braun) eingeführt. Es ist sinnvoll, die folgenden 3 Kathetertypen vorzuhalten:

- **Chandler V-Pacing Catheter, Firma Baxter:**
    - Die Einführung erfolgt über den dafür vorgesehenen, im rechten Ventrikel endenden Kanal eines 5-lumigen Pulmonaliskatheters.
    - Dies ist der Katheter der Wahl, falls ein Pulmonaliskatheter schon liegt oder genügend Zeit ist, einen zu legen. Dadurch ist der Katheter für die prophylaktische (Standby-)Indikation besonders geeignet. **Cave:** Rhythmusstörungen beim Legen des Katheters.

- **Hands off Balloon Temporary Pacing Catheter, Firma Arrow:**
  – An der Spitze dieses Katheters befindet sich wie beim Pulmonaliskatheter ein Ballon zum Einschwemmen.
  – Der Katheter hat ein Lumen, über den beim Einschwemmen die Druckkurven zur Platzierung der Katheterspitze abgeleitet werden können.
  – Die Platzierung des Katheters erfordert fast den gleichen Zeitaufwand wie das Legen eines Pulmonaliskatheters und ist insofern nur dann indiziert, wenn auf das Legen eines Pulmonaliskatheters verzichtet werden soll.
- **Temporary Pacing Electrode Catheter, Firma Bard:**
  – Es handelt sich um eine einfache Elektrode, die über eine Pulmonaliskatheterschleuse ohne Monitorkontrolle gelegt wird.
  – Der Katheter ist relativ steif und vorgebogen. Die Platzierung ist über die V. subclavia links oder die V. jugularis interna rechts wegen des dann C-förmigen Verlaufs bis in den rechten Ventrikel relativ einfach, von anderen Punktionsstellen aus dagegen unsicher und wegen möglicher Endokardverletzungen gefährlich.
  – In dringenden Fällen bei noch erhaltenem Minimalkreislauf (und gegebenenfalls beim wachen Patienten) ist dies die *beste Notfallmethode*, da sich der Zeitaufwand im Wesentlichen auf das Legen der Pulmonaliskatheterschleuse beschränkt. Neben der transkutanen Stimulation handelt es sich also um das schnellste Verfahren.

Epikardiale Elektroden

Diese sind bei postkardiochirurgischen Patienten – als angenähte oder nicht angenähte, als Vorhof- oder Ventrikelelektroden – routinemäßig vom Operateur platziert worden und stellen bei diesen Patienten natürlich die Elektroden der Wahl für die externe Schrittmachertherapie dar.

Transösophageale Elektrostimulationssonde

Ihr Einsatz stellt eine weitere erprobte Möglichkeit der temporären Schrittmachertherapie dar. Sie ist im Sinne einer Verringerung der Methodenvielfalt aber verzichtbar, wenn die Möglichkeiten der transkutanen und transvenösen Stimulation zur Verfügung stehen und eingeübt sind.

25.3 Externe Schrittmacher

- Als auf dem Notfallwagen platzierte Geräte genügen für die transvenöse Stimulation Einkammerschrittmacher. In der Regel sind heute aber Zweikammerschrittmacher in Gebrauch, die für die Asystolie meist eine „Notfalltaste" haben, über die ein V00-Modus (Tab. 25.1) mit maximalem Output und fixer Stimulation eingestellt wird.
- Für die transkutanen Elektroden sind in der Regel nur die in die Defibrillatoren integrierten Geräte geeignet.
- Bei einer Eigenaktivität des Herzens und – wenn keine elektrischen Störeinflüsse vorliegen – auch bei der Asystolie soll statt der Notfallfunktion möglichst immer die Demand-Funktion der Schrittmacher eingestellt sein (VVI- oder VDI-Modus), um das Auslösen einer ventrikulären Tachykardie zu vermeiden.

Tabelle 25.1   Vereinfachter 3-stelliger Schrittmachercode

I – Stimulation	II – Sensing	III – Modus der Schrittmacherantwort
• V: Ventrikel • A: Atrium • D: dual	• V: Ventrikel • A: Atrium • D: dual • 0: keines	• T: Triggerung • I: Inhibierung • D: dual (Triggerung inhibiert) • 0: keine
R: Funktionsumkehrung		

Spezielle Therapiemaßnahmen

26 Abdominalchirurgische Operationen

26.1 Standard bei Routineoperationen

Für *alle* chirurgischen Routineoperationen gilt:
- Die Patienten werden ab dem ersten postoperativen Tag **mobilisiert**.
- Besondere **Lagerungsmaßnahmen** sind in der Regel nicht erforderlich.
- Die Entfernung der **Magensonde** wird am Ende des ersten oder am 2. postoperativen Tag angestrebt. Sie wird belassen, wenn der Magenrücklauf noch > 200 ml/Tag beträgt. Bei Magen- und Ösophaguseingriffen muss immer Rücksprache mit dem Operateur gehalten werden.
- Keine routinemäßigen Antibiotikagabe! Eine **Prophylaxe** (z. B. *Ceftriaxon plus Metronidazol*) erfolgt prä-/intraoperativ bei allen Koloneingriffen einschließlich Appendektomie, bei Magen-, Pankreas-, Leber und Ösophagusresektionen sowie bei längerer Operationsdauer (> 2 Stunden), insbesondere bei Verwendung alloplastischen Materials.
- Die **Drainagen** werden immer nach Absprache mit dem Operateur entfernt.
- Erste **Trinkversuche** können bereits am ersten postoperativen Tag unternommen werden.
  - Ausnahme: Ileusoperation – hier erfolgen Trinkversuche erst dann, wenn kein wesentlicher Rücklauf über die Magensonde mehr besteht.
- **Kostaufbau** (zunächst Suppe):
  - bei Dickdarmoperationen am 3. Tag,
  - bei Dünndarm- und Leberoperationen am 4. Tag,
  - bei Magenoperationen am 5. – 6. Tag.
- Mit **Abführmaßnahmen** wird am 3. Tag begonnen (Klistier), sofern bis dahin kein Stuhlgang erfolgt ist. Bei Dickdarmoperationen (mit und ohne Anus-praeter-Anlage) werden Einläufe nur nach Rücksprache mit dem Operateur vorgenommen.
- Besonderheit Duodenopankreatektomie nach Whipple:
  - Gabe von *Sandostatin: 3-mal 100 µg s. c.* über 7 Tage, beginnend am Operationstag;
  - ab dem 3. Tag gegebenenfalls Laborkontrolle der Drainageflüssigkeit auf das Vorhandensein von Amylase und Lipase.

26.2 Ösophagusresektion/Magenhochzug

Präoperatives Vorgehen

- Patienten in reduziertem Allgemein- und Ernährungszustand profitieren hinsichtlich der postoperativen Pneumonie- und Komplikationsrate signifikant von einer präoperativ begonnenen zentralvenösen Ernährungstherapie.

Intraoperatives Vorgehen

- Vollnarkose und **thorakale Periduralanästhesie**. Falls die Anlage eines thorakalen Periduralkatheters nicht möglich ist, kann auch eine lumbale Periduralanästhesie mit epiduraler Opioidgabe vorgenommen werden.
- Invasives Monitoring. Bei transthorakalem Vorgehen kommen Doppellumen- oder Univent-Tubus und Einlungenanästhesie zum Einsatz.
- Adäquater Volumenersatz, aber relative **Flüssigkeitsrestriktion** (250 ml Vollelektrolytlösung/Stunde).
- Am Ende der Operation erfolgt die orale Umintubation auf einen Magill-Tubus (auch der Univent-Tubus sollte wegen seines geringen Innendurchmessers gewechselt werden!).
- Bei Patienten in stark reduziertem Allgemeinzustand bzw. mit pulmonalen Vorerkrankungen ist in Einzelfällen am Ende der Operation die **Anlage eines Minitracheostomas** für die postoperative Bronchialtoilette sinnvoll.

Postoperatives Vorgehen

- Sorgfältige **Analgesie und Prostaglandinsynthesehemmung** (kontinuierliche Periduralanästhesie plus 4-mal tägliche Gabe eines peripher wirksamen Analgetikums; Vorsicht: Diclofenac erst bei sicher guter Volumensituation verwenden; s. Kap. 21);
- frühest möglicher Übergang auf **CPAP/ASB** (nach dem Aufwärmen);
- Extubation spätesten bis zum Vormittag des ersten postoperativen Tages anstreben, anschließend intensive physikalische Atemtherapie inklusive CPAP-Maske und Frühmobilisation;
- in den ersten 48 Stunden meist positive Bilanzierung erforderlich, **ab dem 2./3. Tag negative Bilanz** anstreben (immer: Furosemid-Gabe);
- Magensonde nur nach Rücksprache mit dem Operateur entfernen, frühestens wenn kein nennenswerter Rücklauf mehr besteht;
- vorsichtige **orale Flüssigkeitszufuhr** ab dem ersten postoperativen Tag auch bei liegender Sonde möglich; genaue Beobachtung und Beurteilung des Schluckaktes wegen der hohen Aspirationsgefahr;
- postoperative Kontrastmittelschluckuntersuchung nur bei klinischer Auffälligkeit;
- Säurehemmung mit Ranitidin i. v.;
- **Abführmaßnahmen** (Klistier) am 3. postoperativen Tag beginnen;
- von Beginn an schrittweiser Aufbau einer **vollen parenteralen Ernährung** (oder Fortführung der präoperativ begonnen Ernährung);
- bei befürchtetem Ausbruch eines Alkoholentzugdelirs eventuell Behandlungsversuch mit Physostigmin; bei manifestem Delir kein Physostigmin, stattdessen Delirbehandlung in üblicher Weise – immer mit Clonidin und möglichst unter Verzicht auf Clomethiazol.

27 Akutes Lungenversagen (ARDS, ARI)

27.1 Definition

Unter einem akuten Lungenversagen versteht man ein akut einsetzendes Oxygenierungsversagen, das eine definierte pulmonale oder extrapulmonale, infektiöse oder nichtinfektiöse Ursache hat und das einhergeht mit:

- einer pulmonalkapillären Schrankenstörung für Wasser und Eiweiße,
- dadurch bedingten (nichtkardialen) bihilären Infiltraten,
- einem **erhöhten pulmonalvaskulären Widerstand** (sodass der pulmonalarterielle Verschlussdruck nicht den pulmonalkapillären Druck repräsentiert!),
- einer verminderten Lungen-Compliance,
- einer verminderten funktionellen Reservekapazität und
- einem **stadienhaften Verlauf** (exsudative Phase, danach proliferative Phase).

Die Unterscheidung zwischen einem Adult respiratory Distress Syndrome (ARDS) und einer akuten respiratorischen Insuffizienz (ARI bzw. ALI – Acute Lung Injury) wird nicht einheitlich gehandhabt. Zum Teil (Bernard et al. 1994) wird die Unterscheidung getroffen nach:

- dem **Schweregrad** (ARDS: $paO_2/FiO_2 < 200$ mmHg; ARI: $paO_2/FiO_2 < 300$ mg),
- der **Ätiologie** (ARDS: Oxygenierungsversagen aufgrund eines nichtpulmonalen Auslösers; ARI: Oxygenierungsversagen aufgrund direkter Lungenschädigung),
- **histopathologischen Gesichtspunkten** (ARDS: irreversible Lungenschädigung durch proliferative Prozesse im Lungenparenchym; ARI: reversible Infiltration des Interstitiums).

Zwar ist nach übereinstimmender Literatur die Letalität eines ausgebildeten ARDS seit Jahrzehnten mit 30–50 % unverändert hoch, doch ist durch Kenntnis der pathophysiologischen Zusammenhänge und das damit verbundene Bemühen, die ARDS-auslösenden Ursachen insbesondere durch *frühzeitige Beatmung und Schockbekämpfung* zu reduzieren, das ARDS als Todesursache auf der Intensivstation ein seltenes Ereignis geworden. In der Regel stirbt heute ein Intensivpatient an seiner nicht zu beherrschenden Grundkrankheit oder an septischem Multiorganversagen, nicht aber am Oxygenierungsversagen.

Als Schweregradeinteilung ist nach wie vor der Lung Injury Score nach Murray (1988) gebräuchlich (Tab. 27.**1**).

Tabelle 27.**1**   Lung Injury Score nach Murray (1988)

		Punktezahl
PaO$_2$/FiO$_2$	> 300 mmHg 225 – 299 mmHg 175 – 224 mmHg 100 – 175 mmHg < 100 mmHg	0 1 2 3 4
Anzahl der Lungenquadranten im Thoraxröntgenbild mit Infiltraten	0 1 2 3 4	0 1 2 3 4
PEEP	< 5 cmH$_2$O 6 – 8 cmH$_2$O 9 – 11 cmH$_2$O 12 – 14 cmH$_2$O > 15 cmH$_2$O	0 1 2 3 4
Compliance	80 ml/cmH$_2$O 60 – 79 ml/cmH$_2$O 40 – 59 ml/cmH$_2$O 20 – 39 ml/cmH$_2$O < 19 ml/cmH$_2$O	0 1 2 3 4
Auswertung	0 Punkte 1 – 10 Punkte ab 11 Punkte	keine Lungenschädigung moderate Schädigung ARDS

27.2 Therapie

- Konsequente Behandlung der auslösenden Ursache;
- **lungenprotektive Beatmung** einschließlich Lagerungstherapie nach den in Kap. 10 dargestellten Kriterien;
- **optimale Volumen -und Kreislauftherapie** unter invasivem hämodynamischen Monitoring (s. Kap. 12);
- **adäquate enterale und/oder parenterale Ernährungstherapie** (erhöhte Mortalität bei Mangelernährung nachgewiesen).

Bei einem Versagen dieser therapeutischen Maßnahmen kommt der Einsatz eines **extrakorporalen Verfahrens** in Betracht (s. unten, 27.3).

Alle Versuche, das ARDS pharmakologisch zu beeinflussen (Kortikosteroide, N-Acetylcystein, O$_2$-Radikalfänger etc.) gelten als nicht gesicherte oder unwirksame Therapien.

Durch **inhalative Vasodilatatoren**, z. B. NO oder inhalierbares Prostazyklin, kann zwar in vielen Fällen eine akute Verbesserung der Oxygenierung erreicht werden, bisher gibt es aber keine Beweise dafür, dass dadurch eine Prognoseverbesserung eintritt.

27.3 Extrakorporale Lungenunterstützungsverfahren

Bei Versagen der maximalen konservativen Therapie kommt die Anwendung einer extrakorporalen Lungenunterstützung in Betracht, um die Lunge ruhig zu stellen und den schädigenden Einfluss der Beatmung zu minimieren oder sogar auszuschalten. Seit mehr als 20 Jahren werden hierzu in spezialisierten Zentren 2 Verfahren angeboten:

- **extrakorporale Membranoxygenierung (ECMO)**, bei der mindestens 60 % des Herzzeitvolumens über einen veno-arteriellen oder veno-venösen Kreislauf geleitet werden und das Blut wie bei einer Herz-Lungen-Maschine oxygeniert und decarboxyliert wird;
- **extrakorporale CO$_2$-Eliminierung (ECCO$_2$-R)**, bei der ein veno-venöser extrakorporaler Kreislauf mit geringeren Flussraten (20 – 30 % des Herzzeitvolumens) mit dem Ziel einer CO$_2$-Elimination betrieben wird.

Beide Verfahren sind pumpenbetrieben und mit einem großen Aufwand sowie einer hohen Komplikationsrate (vor allem Blutungskomplikationen) behaftet. Insgesamt konnte bisher kein Beweis für eine Senkung der Mortalität durch ECMO oder ECCO$_2$-R im Vergleich zur konventionellen Behandlung geführt werden, obwohl der Einsatz einer extrakorporalen Lungenunterstützung im Einzelfall als Ultima Ratio eine Berechtigung hat.

Vor 2 Jahren wurde als Neuentwicklung ein pumpenloses Lungenunterstützungssystem (PECLA, Firma NovaLung) entwickelt, bei dem – analog zur kontinuierlichen arteriovenösen Hämofiltration ein extrakorporaler arterio-venöser Kreislauf über die Katheterisierung von A. und V. femoralis etabliert wird. Der von der arterio-venösen Druckdifferenz bestimmte Blutfluss wird über eine Membran geleitet, an der der Gasaustausch stattfindet, indem man Sauerstoff in das System insuffliert. Der Verzicht auf eine mechanische Pumpe hat mehrere **Vorteile**:

- Durch die Einfachheit ist das Verfahren nicht auf spezielle Zentren beschränkt, sondern auf jeder Intensivstation durchführbar, sodass der Transfer des Patienten entfällt.
- Der Patient ist auch mit laufender PECLA transportfähig. So sind z. B. diagnostische Untersuchungen außerhalb der Intensivstation nicht ausgeschlossen.
- Das Blutungsrisiko ist minimiert, weil das System mit sehr geringer Heparinisierung betrieben werden kann.
- Es besteht keine Gefahr einer Luftembolie. Dadurch sind keine aufwändigen Sicherheitsausstattungen (Druckmessungen, Luftfallen und -detektoren, Abschaltvorrichtungen; vgl. Abb. 18.**3**) und kein hoher personeller Aufwand erforderlich. Die einzige erforderliche Überwachung besteht in der (fakultativen) Messung des extrakorporalen Blutflusses über einen Ultraschallsensor.

Eine **Einschränkung** des Verfahrens besteht in der Abhängigkeit von einer ausreichenden hämodynamischen Situation, das heißt von dem begrenzten, von der arterio-venösen Druckdifferenz abhängigen Blutfluss durch das System. Angestrebt werden 1,5 – 2,5 Liter/Minute, die dann für eine recht effektive CO_2-Elimination, nicht aber für die Oxygenierung ausreichen, zumal arterielles Blut über die Membran geführt wird.

Komplikationen betreffen vor allem die großlumige Katheterisierung des arteriellen Gefäßes mit entsprechender Blutungsgefahr beim Legen und beim Entfernen des Katheters sowie einem Ischämierisiko für die betreffende Extremität. Dieses ist aufgrund des hohen Blutflusses im Bereich der Kanüle aber wahrscheinlich geringer als z. B. bei der intraaortalen Ballonpumpe.

In **ersten Studien** (Bein et al. 2004) wird darüber berichtet, dass es mit Hilfe der PECLA in der Regel gelingt, innerhalb kürzester Zeit nach Behandlungsbeginn eine Verringerung der Tidalvolumina und der Atemfrequenzen vorzunehmen und dass dadurch in einem hohen Prozentsatz eine sekundäre Verbesserung der Oxygenierung zu erreichen ist. Eine weitere Evaluierung des Verfahrens, insbesondere in Hinblick auf gesicherte Indikationen bzw. Entry-Kriterien, steht noch aus.

28 Aspiration

28.1 Problematik

Mögliche Folgen einer pulmonalen Aspiration sind:
- direkte Verschlechterung des Gasaustausches durch Bronchospasmus oder Bronchusverlegungen/Atelektasen,
- Entwicklung einer Pneumonie,
- Entwicklung eines **Mendelson-Syndroms**, das als gefürchtetste Komplikation nach der Aspiration von saurem Mageninhalt auftritt.

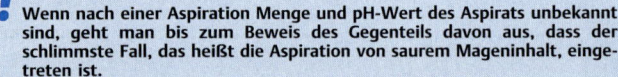

> **Wenn nach einer Aspiration Menge und pH-Wert des Aspirats unbekannt sind, geht man bis zum Beweis des Gegenteils davon aus, dass der schlimmste Fall, das heißt die Aspiration von saurem Mageninhalt, eingetreten ist.**

28.2 Therapie

Sofortmaßnahmen

- Patient auf jeden Fall intubieren bzw. intubiert lassen und *zunächst kontrolliert beatmen*.
- *1 g Prednisolon i. v.* (nicht evidenzbasiert).
- **Diagnostische Bronchoskopie** zur Sicherung bzw. zum Ausschluss der Diagnose einer Aspiration und zur Materialgewinnung (pH-Wert-Bestimmung, Bakteriologie). *Auf keinen Fall spülen oder lavagieren!*
- Röntgenuntersuchung des Thorax.

Weitere Therapie

- Patient mindestens 12 Stunden intubiert lassen. Dabei kann bei gutem Gasaustausch ein rascher Übergang auf eine assistierende Beatmungsform erfolgen.
- **Extubation** jedoch erst nach einer Röntgenkontrolluntersuchung des Thorax, die frühestens 6 Stunden nach dem Ereignis durchgeführt wurde.
- **Antibiotika** bei Aspiration von Darminhalt bei Ileus (s. Kap. 8) Bei gesicherter saurer Magensaftaspiration werden zunächst keine Antibiotika gegeben.
- Das Mendelson-Syndrom muss einem **ARDS** entsprechend behandelt werden.

29   Endokrinologische Notfälle

29.1   Coma diabeticum

Die Charakteristika der beiden Hauptformen des Coma diabeticum sind in Tab. 29.**1** dargestellt.

Therapeutisch stehen bei beiden Komaformen die **Rehydratation** und die **Kaliumsubstitution** im Vordergrund, erst in zweiter Linie die Blutzuckerspiegelsenkung und die Azidosebehandlung.

- Rehydratation:
  - Es ist ein extrazellulärer Volumenverlust von 4–10 Litern auszugleichen.
  - Faustregel: *1000–1500 ml NaCl-Lösung in der ersten Stunde*, danach 500–1000 ml/Stunde bis zum Ansteigen des zentralen Venendrucks. Bei einer Natriumkonzentration von > 160 mmol/Liter wird die Substitution teilweise auch in Form einer Zweidrittelelektrolytlösung vorgenommen.
- Die Kaliumsubstitution muss von Beginn an erfolgen (Tab. 29.**2**).
- Die Blutzuckerspiegelsenkung erfolgt immer mit Altinsulin über Perfusor (Tab. 29.**3**). Bei einem Blutzuckerspiegel von > 400 mg/dl wird gegebenenfalls zusätzlich ein Bolus von 8 IE verabreicht.

Tabelle 29.**1**   Hauptformen des Coma diabeticum

Parameter	Ketoazidotisches Koma	Hyperosmolares Koma
Blutzuckerspiegel	> 350 mg/dl	> 600 mg/dl
Ketonurie	ausgeprägt	gering
Metabolische Azidose	Ja	Nein
Serumnatrium-konzentration	Normal	Stark erhöht
Osmolalität	Normal	Erhöht: > 350 mosmol/Liter
Exsikkose	deutlich	ausgeprägt
Klinisches Bild	• Patienten jeden Alters, oft junge Patienten • Entwicklung innerhalb weniger Stunden • Kussmaul-Atmung • Azetongeruch der Ausatemluft • Pseudoperitonitis diabetica	• Ältere Patienten • Entwicklung über mehrere Tage • Hyperreflexie • Krämpfe • Ungünstigere Prognose als bei der Ketoazidose

Tabelle 29.**2**   Anhaltswerte für die Kaliumsubstitution bei Coma diabeticum

Serumkalium-konzentration (mmol/Liter)	< 3	3 – 4	4 – 5	5 – 6	> 6
Substitution (mmol/Stunde)	40	30	20	5 – 10	0

Tabelle 29.**3**   Anhaltswerte für die Insulintherapie bei Coma diabeticum

Blutzuckerspiegel (mg/dl)	< 300	300 – 400	400 – 500	> 500
Insulingabe (IE/Stunde)	2	2 – 4	4 – 6	6 – 8

- Ein Azidoseausgleich erfolgt nur bei einem pH-Wert von < 7,1, und zwar durch Gabe von $NaHCO_3$ (50-mmol-weise bis zu einem pH-Wert von 7,2).
- Sonstiges:
  - Das Ziel besteht darin, die Osmolalität wegen der Hirnödemgefahr nur *langsam* zu senken (< 10 mosmol/Stunde) und eine Hypokaliämie zu vermeiden.
  - Häufig wird begleitend eine **Phosphatsubstitution** erforderlich.
  - Von Beginn an wird eine Thromboseprophylaxe durchgeführt.

29.2 Hyperthyreose/Thyreotoxische Krise

- Bei **klinisch manifester Hyperthyreose** besteht die Hauptschwierigkeit darin, daran zu denken, vor allem bei mono- oder oligosymptomatischer Ausprägung. Eine echte **thyreotoxische Krise** bereitet dagegen nur wenige diagnostische Schwierigkeiten, ist aber sehr selten. Sie wird meist durch exogene Jodzufuhr (Kontrastmittelgabe) ausgelöst.
- Diagnostik: T3-, T4- und TSH-Spiegel-Bestimmung – auch im Notfall *vor* Therapiebeginn.
- Therapie der symptomatischen Hyperthyreose:
  - Gabe eines nichtkardioselektiven β-Blockers (Propanolol oder Pindolol) und
  - Verabreichung eines Thyreostatikums (z. B. *Thiamazol, 3-mal 10 – 20 mg p.o.*).
- Bei **thyreotoxischer Krise** (bedrohte Vitalfunktionen, ausgeprägte Hyperthermie, zentralnervöse Symptome bis zum Koma) muss sofort gehandelt werden:
  - Sicherung der Vitalfunktionen, gegebenenfalls durch Intubation und Beatmung;
  - *Thiamazol: 80 mg i.v. über 1 – 2 Stunden*, gefolgt von einer *Dauerinfusion von 120 – 240 mg/Tag;*
  - *Propranolol: 0,5 – 2 mg i.v.* bis zu einer maximalen Dosis von 10 mg, als Dauerinfusion 0,5 – 1,0 mg/Stunde;

– *Endojodin: 200 – 600 mg/Tag* – nur bei sicher nicht durch Jodzufuhr ausgelöster Krise;
– *Hydrokortison: 100 mg als Bolus*, dann 200 – 400 mg/Tag als Dauerinfusion;
– *Diazepam* nach Bedarf;
– physikalische Kühlung;
– hochkalorische parenterale Ernährung und ausreichende Flüssigkeitszufuhr;
– Thromboseprophylaxe;
– bei nicht beherrschbarer Krise: Plasmapherese oder Hämoperfusion.

29.3 Hypothyreose

- Ein Thyroxinmangel führt zu Muskelschwäche, Ermüdbarkeit, Apathie, Obstipation, Hypoventilation, Bradykardie und Herzinsuffizienz.
- Grundsätzlich sollte bei Intensivpatienten, die sich nach langer Behandlungsdauer, aber inzwischen überwundener Grundkrankheit nicht erholen und die genannten Symptome aufweisen, an die Möglichkeit einer Hypothyreose gedacht werden. Die „Dekompensation" einer vorbestehenden latenten und/oder bis zum Beginn der Intensivtherapie (unbekannterweise!) substituierten Hypothyreose tritt nicht selten auf.
- Das entscheidende Diagnostikum für eine primäre Hypothyreose ist die erhöhte TSH-Serumkonzentration, die deshalb bei jedem Verdacht oder im Rahmen eines regelmäßigen Screenings bestimmt werden muss.
- Ein erniedrigter T3-Spiegel oder ein erniedrigter T3- *und* T4-Spiegel bei gleichzeitig erniedrigtem oder niedrignormalem TSH-Spiegel und fehlenden klinischen Hypothyreosezeichen spricht nicht für eine Hypothyreose, sondern für ein so genanntes **Euthyreoid-Sick-Syndrom**.
  – Hierbei handelt es sich um eine häufige, wahrscheinlich als Sollwertverstellung des Schilddrüsenregelkreises zu verstehende Konstellation, die sehr gut mit der Schwere der Erkrankung und der Prognose (!) korreliert.
  – In der leichteren Form ist das Euthyreoid-Sick-Syndrom durch ein „Low-T3-Syndrom" charakterisiert, in der schwereren Ausprägung durch ein „Low-T3- und Low-T4-Syndrom", das mit einer hohen Mortalität einhergeht.
  – Eine Schilddrüsenhormonsubstitution ist in diesen Fällen nicht nur sinnlos, sondern verbietet sich sogar wegen wahrscheinlicher negativer Auswirkungen (Brent u. Hershman 1986).
- Die rasche **Therapie einer schweren Hypothyreose** besteht in der
  – i. v. Bolusgabe von 500 µg T4 (z. B. L-Thyroxin Henning), begleitet von
  – einer Hydrokortisonapplikation über Perfusor (200 – 300 mg/Tag).
  – Ab dem 2. Tag werden 100 µg T4/Tag i. v. oder p. o. gegeben und kein Kortison mehr verabreicht.

29.4 Nebennierenrindeninsuffizienz (Addison-Krise)

- Die **primäre Nebennierenrindeninsuffizienz** (als Autoimmunerkrankung oder in Form des kindlichen Waterhouse-Friderichsen-Syndroms bei Meningokokken-sepsis) ist eine Rarität. Häufiger ist ein **sekundärer Hypokortisolismus** als Folge einer gestörten oder ausgefallenen Hypophysenvorderlappenfunktion (s. unten) oder als Folge einer Kortikoidvorbehandlung.
- Folgen des Mineralokortikoidmangels:
  - Hypovolämie,
  - Hypotonie,
  - Hyponatriämie und hohe Natriumausscheidung im Urin,
  - Hyperkaliämie und niedrige Kaliumausscheidung im Urin.
- Folgen des Glukokortikoidmangels:
  - Schwäche,
  - Müdigkeit,
  - reduzierte Katecholaminwirkung und reduzierte myokardiale Kontraktilität,
  - Hypoglykämie.
- Die klassische dunkle Hautpigmentierung beim **Morbus Addison** ist Folge eines hohen ACTH-Spiegel. Sie tritt also nur bei primärer Nebennierenrindeninsuffizienz auf.
- **Diagnostik:**
  - Bestimmung des Plasmakortisol- und des ACTH-Spiegels am frühen Morgen (wegen der zirkadianen Rhythmik) sowie der freien Urinkortisolausscheidung im Urin.
  - Die primäre Nebennierenrindeninsuffizienz wird durch den **ACTH-Stimulationstest** nachgewiesen.
- **Therapie:**
  - Substitution von Glukokortikoiden in einer an die (Stress-)Situation des Patienten angepassten Dosierung. Die natürliche Kortisolproduktion unter „Normalbedingungen" beträgt 15 – 30 mg/Tag.
  - Unter Intensivbehandlungsbedingungen und manifester Nebennierenrindeninsuffizienz wird zunächst ein *Bolus von 100 – 200 mg Hydrokortison* gegeben und dann eine Perfusorapplikation von *100 – 300 mg/Tag* eingestellt.
  - Die weitere Auswahl des Glukokortikoids wird nach der erforderlichen mineralokortikoiden Wirkung (Tab. 29.**4**) vorgenommen. In der Regel werden morgens 2/3 der Tagesdosis und abends 1/3 gegeben.
  - Reicht die mineralokortikoide Wirkung der Glukokortikoide nicht aus, ist zusätzlich ein Mineralokortikoid (Fludrokortison) erforderlich, z. B. *Fludrocortison (Astonin H), 2-mal 0,1 mg/Tag.* Dabei orientiert man sich am Volumenstatus des Patienten sowie an den Serum- und Urinelektrolytkonzentrationen, nicht am ACTH- oder Kortisolspiegel.

Tabelle 29.**4** Steroidäquivalenzdosen nach Goodman u. Gilman's Pharmacological Basis of Therapeutics (McGrawHill 1997)

	Glukokortikoid-wirkung	Mineralokorti-koidwirkung	Glukokortikoide Äquivalenzdosen (mg)
Hydrokortison	1,0	1,0	20
Kortison	0,8	0,8	25
Prednis(ol)on	4	0,8	5
Methylprednisolon	5	0	4
Triamcinolon	5	0	4
Dexamethason	25	0	0,8
Fludrocortison	15	100	(1,3)
Aldosteron	0	3000	–

29.5 Hypophyseninsuffizienz

- Durch Tumor, Schädel-Hirn-Trauma, das postpartale Sheehan-Syndrom oder durch Demaskierung einer vorbestehenden Hypophysenvorderlappeninsuffizienz unter Stress kommt es zum Mangel oder zum Ausfall von
  - ACTH mit der Folge einer sekundären Nebennierenrindeninsuffizienz,
  - TSH mit der Folge einer sekundären Hypothyreose,
  - Gonadotropin und
  - Prolaktin.
- Ist zusätzlich der Hypophysenhinterlappen betroffen, entwickelt sich ein zentraler Diabetes insipidus.
- Die Therapie besteht also in
  - der adaptierten Volumen- und Elektrolytzufuhr und dem Ausgleich eventuell eingetretener Imbalancen sowie
  - der Schilddrüsenhormon-, Glukokortikoid- und DDAVP-Substitution nach den in den entsprechenden Kapiteln dargelegten Richtlinien.

30 HELLP-Syndrom

30.1 Definition/Symptome

- **H:** Hemolysis – Hämolyse;
- **EL:** Elevated Liver Enzymes – erhöhte Leberwerte;
- **LP:** Low Platelets – erniedrigte Thrombozytenzahl.
- Zusätzlich können (müssen aber nicht!) alle Symptome der Eklampsie/Präeklampsie vorliegen: Hypertonie, Proteinurie, Krampfanfälle, Gerinnungsstörungen (disseminierte intravasale Gerinnung, DIG).
- Die mütterliche Letalität wird durch zerebrale Blutungen, akute Niereninsuffizienz, Lungenödem und Leberruptur bestimmt und liegt bei 3 – 4 %!

> **!** Bei jeder Schwangeren mit Präeklampsie und/oder Oberbauchschmerzen ist an ein HELLP-Syndrom zu denken und ein entsprechendes laborchemisches Screening zu veranlassen: Haptoglobin, freies Hämoglobin, Blutbild, Nachweis von Fragmentozyten im peripheren Blutausstrich, Transaminasen, Cholestaseparameter (zur Differenzialdiagnose).
> Es gibt auch HELLP-Syndrome, die erst postpartal innerhalb der ersten 6 Wochenbetttage auftreten.

30.2 Differenzialdiagnostik

Vor dem Nachweis der Hämolyse:
- Oberbaucherkrankungen:
  - Cholezystolithiasis,
  - Hiatushernie,
  - Gastroenteritis,
  - Ulcus ventriculi/duodeni,
  - Pankreatitis,
  - Appendizitis,
  - Nierenerkrankungen;
- Lebererkrankungen:
  - Schwangerschaftsfettleber,
  - akute Virushepatitis,
  - intrahepatische Schwangerschaftscholestase.

Nach dem Nachweis der Hämolyse:
- thrombotische Mikroangiopathien,
- thrombotisch-thrombozytopenische Purpura (TTP),
- hämolytisch-urämisches Syndrom (HUS),
- seltene Autoimmunerkrankungen, z. B. systemischer Lupus erythematodes.

Die Unterscheidung der TTP und des HUS vom HELLP-Syndrom (Tab. 30.**1**) ist ausgesprochen schwierig, aber in allen Fällen, in denen durch die Schwangerschaftsbeendigung und die unten genannte symptomatische Intensivtherapie keine rasche

Tabelle 30.**1** Differenzialdiagnosen des HELLP-Syndroms

Parameter	HELLP-Syndrom	Thrombotisch-thrombo-zytopenische Purpura (TTP)	Hämolytisch-urämisches Syndrom (HUS)
Hämolyse	++	+++	+++
Erhöhte Transaminasen-aktivitäten	++	(+)	(+)
Thrombozytopenie	++	+++	+++
Hypertonie	++	(+)	Sekundär +
Proteinurie	+++	+	++
Fieber	nein	++	Variabel
Niereninsuffizienz	+ bis +++	+	+++ (!)
Neurologische Symptome	+ bis +++	+++ (!)	Variabel
Ikterus	(+)	++	++
Postpartales Auftreten	+	++	+++

(+) bis +++ = Ausprägungsgrad.

Besserung eintritt, essenziell, da die *einzige Therapie in der rechtzeitig eingeleiteten Plasmapherese* besteht.

30.3 Intensivmedizinische Maßnahmen

Außer der Schwangerschaftsbeendigung gibt es keine kausale Therapie. Insofern bleiben nur das engmaschige Monitoring (auch zur Abgrenzung der oben angegebenen Differenzialdiagnosen) und die **symptomatische Intensivtherapie:**
- tägliche Kontrolle der Leber-, Nieren- und Hämolyseparameter;
- engmaschige **sonographische Kontrollen der Leber**, insbesondere bei persistierenden Oberbauchschmerzen sowie zur rechtzeitigen Diagnostik von Leberhämatomen oder einer drohenden Leberruptur;
- gegebenenfalls Beatmungstherapie (z. B. bei Lungenödem);
- gegebenenfalls Nierenersatztherapie;

- **Blutdrucksenkung:**
  - Mittel der ersten Wahl: *Dihydralazin (Nepresol) 5-mg-weise* als Bolus i. v. oder kontinuierlich 2 – 20 mg/Stunde;
  - Mittel der zweiten Wahl: *Urapidil (Ebrantil) als Bolus und/oder Perfusor* – nur bei Nichtansprechen oder Nebenwirkungen von Dihydralazin;
- gegebenenfalls **Eklampsiebehandlung:**
  - Mittel der ersten Wahl: *Magnesiumsulfat (Initialdosis: 2 – 4 g i. v. über 15 – 20 Minuten* als Kurzinfusion, dann 1 – 2 g/Stunde als Erhaltungsdosis); Wichtig: Magnesiumserumspiegelkontrollen, Überprüfung des Reflexstatus (besonders Patellarsehnenreflex), Kontrolle der Urinausscheidung (mindestens 100 ml/4 Stunden), bei Spontanatmung Überwachung der Atemfrequenz, Bereitstellung von Kalzium als Antidot; Alternative: Phenytoin (Phenhydan);
- **Therapie der Thrombozytopenie/Gerinnungsstörungen:**
  - bei Thrombozytenzahlen von < 50.000/μl: Thrombozytengabe möglichst vor operativen Eingriffen;
  - bei Fibrinogenspiegeln von < 100 mg/l: s. Kap. 11;
- **Heparintherapie:**
  - keine Heparingabe bei Blutung oder erhöhter Blutungsgefahr;
  - niedrigdosierte Heparingabe bei normalen Gerinnungsparametern (Thrombozytenzahl von > 100.000/μl, Fibrinogenspiegel von > 200 mg/dl).

31 Heparininduzierte Thrombozytopenie (Typ II)

31.1 Übersicht

Auftreten

Frühestens 5 Tage nach Beginn der Heparintherapie – es sei denn, der Patient ist durch eine frühere Behandlung bereits sensibilisiert.

Inzidenz

Zwei Prozent bis 3 % aller mit unfraktioniertem Heparin behandelten Patienten (?). Bei Behandlung mit niedermolekularem Heparin ist die HIT wahrscheinlich sehr selten.

Pathophysiologie

IgG-Antikörper binden sich an einen Komplex aus Heparin und Plättchenfaktor 4 und führen in vivo zur Thrombozytenaktivierung. Dadurch kommt es
- zu thromboembolischen Komplikationen und
- zum Abfall der Thrombozytenzahl (Faustregel: Abfall auf die Hälfte des Ausgangswertes; typische Werte liegen bei 20.000 – 100.000/µl. Dadurch bedingte Hämorrhagien sind aber eher die Ausnahme!)

31.2 Diagnostik

- Klinisch durch Thrombozytopenie und „White Clot Syndrome",
- ansonsten durch direkten Antikörpernachweis im Speziallaboratorium.

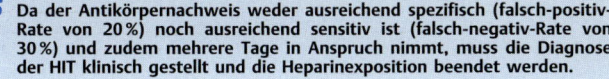

Da der Antikörpernachweis weder ausreichend spezifisch (falsch-positiv-Rate von 20 %) noch ausreichend sensitiv ist (falsch-negativ-Rate von 30 %) und zudem mehrere Tage in Anspruch nimmt, muss die Diagnose der HIT klinisch gestellt und die Heparinexposition beendet werden.

31.3 Therapie

- Absetzen des Heparins.
- Der Übergang auf eines der gängigen niedermolekularen Heparine (z. B. Fraxiparin) ist nicht sinnvoll, da zwischen unfraktioniertem und niedermolekularem Heparin eine 90 %ige Kreuzreaktivität besteht, sobald eine HIT erst einmal aufgetreten ist.
- Keine Arzneimittel geben, die Heparin enthalten (z. B. AT III, PPSB).

- Falls eine Antikoagulation notwendig wird, ist die Gabe von Cumarinen anzustreben.
- Falls die Cumaringabe nicht möglich oder sinnvoll ist, andererseits aber eine Antikoagulation erforderlich wird, bleiben als Antikoagulanzien:
  – Danaparoid (Orgaran),
  – Lepirudin (Refludan),
  – Argatroban (Argatra).

Anmerkung: Das niedermolekulare Heparin Fondaparinux (Arixtra) scheint keine Kreuzreaktivität zu Heparin zu haben und wäre dadurch zur (preiswerteren) Antikoagulation bei Patienten mit HIT II geeignet. Das Präparat hat aber bisher keine Zulassung für diese Indikation.

Danaparoid (Orgaran)

- Danaparoid ist zur Prophylaxe der tiefen Venenthrombose und zur Therapie thromboembolischer Erkrankungen, auch bei Vorliegen einer HIT, zugelassen.
- Auch für Danaparoid ist allerdings eine Kreuzreaktivität zu Heparin beschrieben, die eine Häufigkeit von etwa 10 % aufweist! Eine Austestung in einem spezialisierten Gerinnungslabor ist zwar theoretisch möglich, scheitert in der Regel aber an den oben genannten Einschränkungen.
- Die Kontrolle der Orgaran-Therapie kann nicht über die Bestimmung der PTT oder der Thrombinzeit erfolgen, da die antithrombotische Wirkung zumindest in vitro durch die Inaktivierung von Faktor Xa (und nicht von Thrombin) erfolgt.
- Die Anti-Xa-Spiegel-Bestimmung ist nur bei therapeutischer, nicht bei prophylaktischer Anwendung notwendig.
- **Dosierungsrichtlinien:**
  – *Prophylaxe: 2-mal 750 E s.c.*, alternativ 1000 – 1500 E/24 Stunden i. v. über Perfusor;
  – Therapie (der tiefen Beinvenenthrombose oder der Lungenembolie): s. Tab. 31.**1**.

Tabelle 31.**1**   Dosierungsrichtlinien für Danaparoid bei therapeutischer Gabe

	Dosierung	**Anti-Xa-Spiegel**
Bolusgabe	Körpergewicht von < 55 kg: 1250 E	Nach 5 – 10 Minuten: 0,5 – 0,7 E/ml
	Körpergewicht von 55 – 90 kg: 2500 E	
	Körpergewicht von > 90 kg: 3750 E	
Erhaltungs-therapie	1. – 4. Stunde: 400 E/Stunde	Nicht über 1 E/ml
	5. – 8. Stunde: 300 E/Stunde	
	Dann 150 – 200 E/Stunde	0,5 – 0,8 E/ml

31 Heparininduzierte Thrombozytopenie (Typ II)   **155**

- Danaparoid kann bei Blutungskomplikationen bzw. Überdosierungen bis zu einem gewissen Grad durch Protaminsulfat antagonisiert werden. Laut Herstellerangaben wird die Antagonisierung wegen fehlender klinischer Erfahrungen aber nicht empfohlen, stattdessen die Gabe von Fresh frozen Plasma (FFP) etc. Trotzdem soll in kritischen Situationen ein Versuch mit Protaminsulfat erfolgen; gegebenenfalls Rücksprache mit dem Gerinnungslabor.

Lepirudin

- Lepirudin ist ein weiteres Medikament, das zur Gerinnungshemmung bei HIT zugelassen ist. Es liegen allerdings keine Empfehlungen oder Dosierungsrichtlinien für die prophylaktische, sondern nur für die *therapeutische Anwendung* vor.
- Die Therapiesteuerung erfolgt über die PTT-Messung. Engmaschige Kontrollen sind unbedingt erforderlich.
- Die Halbwertszeit ist mit 9 Stunden sehr lang, die Steuerbarkeit also ausgesprochen schlecht. Bei Niereninsuffizienz muss eine deutliche Dosisreduktion erfolgen (s. unten).
- Es gibt kein Antidot!
- Dosierungsrichtlinien: s. Tab. 31.**2**.
- Bei Einschränkung der Nierenfunktion ist eine erhebliche Dosisreduktion erforderlich (Tab. 31.**3**).

Tabelle 31.**2**   Therapeutische Gerinnungshemmung mit Lepirudin bei normaler Nierenfunktion

	Dosierung	Partielle Thromboplastinzeit (PTT)
Bolusgabe	0,4 mg/kg KG	4 Stunden nach Beginn der Therapie: 2,5facher Normalwert
Erhaltungstherapie	0,15 mg/kg KG/Stunde	

Tabelle 31.**3**   Lepirudin-Therapie bei Niereninsuffizienz

Kreatinin-Clearance (ml/min)	Dosisreduktion (% der Originaldosis)
45 – 60	50
30 – 44	30
15 – 29	15
< 15	Keine Infusion

Argatroban

- Argatroban ist als erster direkter Thrombininhibitor zur Antikoagulation bei erwachsenen Patienten mit HIT II mit oder ohne thromboembolische Komplikationen zugelassen.
- Es besteht keine Kreuzreaktivität mit HIT II-Antikörpern.
- Die Wirkung ist unabhängig von Antithrombin III.
- Die Halbwertzeit liegt unter einer Stunde, Argatroban muss daher kontinuierlich intravenös appliziert werden.
- Bei *Niereninsuffizienz muss keine Dosisanpassung* erfolgen, bei Leberinsuffizienz ist wegen des hepatischen Abbaus und der biliären Ausscheidung aber eine Dosisreduktion erforderlich. Bei *schwerer Leberinsuffizienz* ist das Präparat *kontraindiziert*.
- Die Therapiesteuerung erfolgt über die PTT-Bestimmung. Bei gleichzeitiger (überlappender) Einnahme von oralen Antikoagulanzien führt Argatroban zu einer zusätzlichen INR-Erhöhung.
- Die *Dosierung* richtet sich nach der gewünschten PTT (bei therapeutischer Indikation in der Regel einer Verdoppelung).
  Die standardisierte Anfangsdosierung beträgt 2 µg/kg/min.
  Die empfohlene Höchstdosis liegt bei *10 µg/kg/min.*

31.4 Antikoagulation bei Nierenersatzverfahren

Da bei Patienten mit Nierenersatzverfahren
- die Antikoagulation in den meisten Fällen im Niedrigdosisbereich durchgeführt wird (s. Kap. 18),
- für Lepirudin bei dieser Indikation keine Empfehlungen vorliegen bzw. keine Zulassung existiert und
- Lepirudin bei Nierenversagen praktisch nicht zu steuern ist (s. oben),

wird zur Antikoagulation Danaparoid oder Argatroban verwendet.

 Auch Danaparoid wird renal eliminiert und kann daher bei Niereninsuffizienz kumulieren. Bei längerer Anwendung sind daher Anti-Xa-Spiegel-Bestimmungen erforderlich.

32   Herzinfarkt

32.1   Sofortmaßnahmen bei akutem Koronarsyndrom

- Die Nomenklatur wurde in den vergangenen Jahren gemäß Abb. 32.**1** vereinheit-licht.
- Grundsätzlich wird beim akut aufgetretenen **transmuralen Myokardinfarkt (STEMI)** eine Reperfusionstherapie (PTCA oder Lyse) angestrebt und beim **nicht-transmuralen Infarkt (NSTEMI)** zumindest eine Herzkatheterdiagnostik. Bei un-auffälligem EKG-Befund und negativem Troponintest wird der Patient beobachtet und nach 6 Stunden einer erneuten EKG- und Troponinuntersuchung unterzogen.
- Zur Basistherapie des akuten Koronarsyndroms gehören (Dietz u. Rauch 2003):
  - kontinuierliches Rhythmusmonitoring,
  - Sauerstoffzufuhr,
  - *Acetylsalicylsäure (500 mg i. v.)*, falls der Patient nicht bereits oral vorbehandelt ist,
  - *Heparinbolus (70 IE/kg KG)*,
  - *Glyceroltrinitrat, 0,4–0,8 mg* als Spray oder sublingual, oder *Nitroglyzerin, 1–3 mg/Stunde* über Perfusor,
  - bei nitrorefraktärer Angina pectoris in Ruhe nach Möglichkeit β-Blocker,
  - fraktionierte Morphingabe bis zur weitgehenden Schmerzfreiheit,
  - bei beabsichtigtem interventionellen Vorgehen gegebenenfalls Vorbehandlung mit einer Loading-Dose Clopidrogel.

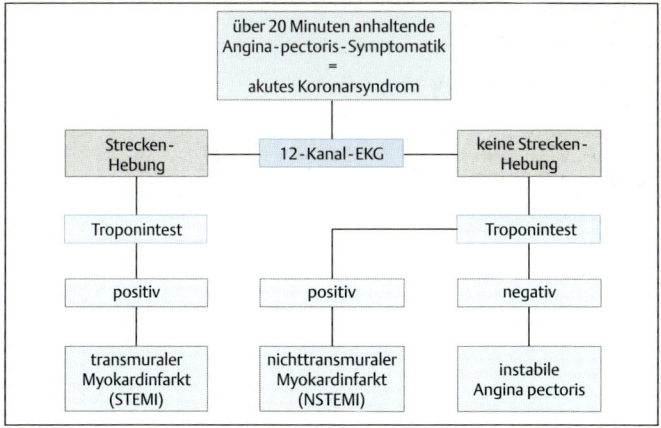

Abb. 32.**1**   Nomenklatur des akuten Koronarsyndroms.

- Falls eine PTCA nicht möglich ist, kommt eine **Lysetherapie mit rt-PA** in Betracht. *Ein* einfaches Schema sieht folgendermaßen aus:
  - *Heparinbolus, 5000 IE i. v.;*
  - *rt-PA, 50 mg über 30 Minuten,* anschließend 35 mg über 60 Minuten;
  - *Heparin, 1000–1500 IE/Stunde* über 48 Stunden.

32.2 Implikationen für die operative Intensivstation

- Myokardischämien/-infarkte können bei analgosedierten Patienten unter den vielfältigen hämodynamischen Einflüssen im perioperativen Umfeld leicht übersehen werden. Die beste Überwachungsmethode ist eine bei Risikokonstellationen installierte transösophageale Echokardiographie. Ansonsten gründet sich die Diagnose auf den EKG-Befund (Tab. 32.**1**) und die Labordiagnostik (Tab. 32.**2**).

Tabelle 32.**1** Infarktlokalisation im 12-Kanal-EKG

Infarktareal	Lokalisation direkter Veränderungen	Lokalisation indirekter Veränderungen	Betroffenes Gefäß
Vorderwand	I (II) aVL V_{2-4} (V_{5-6})	(III) (aVF)	RIVA, eventuell HST
Anterolateral	I (II) aVL V_{2-4}	–	CX, eventuell RIVA
Anteroseptal	V_{2-3} (V_4)	–	Distale RIVA
Apikal	(I) V_{3-4}	–	RIVA
Inferior	II IIi aVf	I aVL V_{1-4}	Meist RCA
Posterolateral	(III) (aVF) V_{5-6}	–	CX
Strikt posterior	– ..	V_{1-2} $R/S > 1$ in V_1; spiegelbildliche Infarktkurve	RCA oder CX

Tabelle 32.**2** Anhaltswerte für den Enzymaktivitätsverlauf nach Herzinfarkt

Enzyme	Anstieg (Stunden)	Maximum (Stunden)	Normalisierung (Tage)
CK/CK-MB	4–6	24	3
Troponin	2–6	24	14
LDH	6–12	48	12
HBDH	6–12	72	14
GOT	4–8	36	7

- Troponin ist *das* Markerenzym zur Sicherung des Myokardinfarkts. Es eignet sich wegen seiner Kinetik (Tab. 32.**2**) jedoch nicht zur Verlaufskontrolle. Ein nur zögerlicher Rückgang der CK-MB-Aktivität oder sogar ein Wiederansteigen spricht hingegen für ein mehrzeitiges/protrahiertes Infarktgeschehen.
- Interventionelle Maßnahmen oder Reperfusionstherapien verbieten sich bei operativen Patienten in der Regel. Oft bleibt nur die symptomatische intensivmedizinische Kreislauftherapie unter invasivem Monitoring, wobei beim intubierten Patienten wiederum die wiederholte transösophageale Echokardiographie eine herausragende Rolle bei Diagnostik und Therapiesteuerung spielen kann.
- Eine Sonderstellung nimmt der **Rechtsherzinfarkt** ein, der in bis zu 40 % der Fälle in Verbindung mit einem inferioren Infarkt zu beobachten ist, typischerweise bei proximalem Verschluss der rechten Koronararterie.
- Wichtig ist, an einen Rechtsherzinfarkt zu denken, insbesondere bei:
  - katecholaminrefraktärem Schock ohne Lungenstauung,
  - Hinterwandinfarkt mit ST-Strecken-Erhöhung in V_1 um > 1 mm,
  - therapierefraktärer Hypoxie (Rechts-links-Shunt bei nur funktionellem Verschluss des Foramen ovale und rechtsatrialer Druckerhöhung),
  - verstärktem X- und Y-Tal in der rechtsatrialen Druckkurve sowie Plateau in der rechtsventrikulären Druckkurve als Hinweis auf eine reduzierte Compliance der rechten Kammer.
- Die Diagnose wird am besten durch die Echokardiographie (Dilatation und Dyskinesie des rechten Ventikels) untermauert.
- Therapie:
  - *Volumenexpansion trotz hohem zentralen Venendruck* unter Pulmonaliskatheterkontrolle;
  - *gute Oxygenierung* (zur Vermeidung einer hypoxischen Vasokonstriktion und einer rechtsventrikulären Nachlaststeigerung), aber möglichst niedrige Beatmungsdrücke (Spontanatmung);
  - *Dobutamin* als Katecholamin der Wahl;
  - gegebenenfalls *Nitroprussid* zur Nachlastsenkung, aber keine Gabe von Nitraten, Diuretika oder Morphin;

– Bewahrung der AV-Synchronizität, das heißt frühzeitige *Kardioversion* bei Vorhofflimmern, *DDD-Schrittmacher-Therapie* bei höhergradigem AV-Block und gegebenenfalls prophylaktische Anlage einer Schrittmacherschleuse (s. Kap. 25).

> **!** Für den kardiogenen Schock infolge eines Rechtsherzinfarkts gilt: Die Akutletalität ist zwar hoch, die Langzeitprognose bei Überstehen aber sehr gut!

32.3 Komplikationen

- In der ersten Woche:
  - ventrikuläre und supraventrikuläre Rhythmusstörungen,
  - Sinusknoten- und AV-Knoten-Blockierungen,
  - Linksherzinsuffizienz mit Lungenödem,
  - Rechtsherzinsuffizienz (s. oben),
  - Perikarderguss,
  - Ventrikelruptur, Ventrikelseptumruptur,
  - Papillarsehnenabriss mit akuter schwerer Mitralinsuffizienz;
- später:
  - Ausbildung eines Herzwandaneurysmas (persistierende ST-Strecken-Hebung),
  - Dressler-Syndrom (Spätperikarditis autoimmunologischer Genese, welche 2–3 Wochen nach dem Infarkt auftritt).

33   Herzoperationen

33.1 Postoperativer Standard nach Routineoperationen

Patientenaufnahme

- Patienten sind bei der Übernahme häufig hypotherm, hypovoläm (aber hyperhydriert!), hypokaliämisch, kreislaufinstabil und respiratorisch insuffizient.
- Deshalb erfolgt zunächst die *halbstündige* Dokumentation der Vitalparameter und der Drainageverluste.
- Präoperative Herzkatheterergebnisse (Ejektionsfraktion, linksventrikulärer enddiastolischer Druck, Druckgradienten, pulmonalvaskulärer Widerstand etc.) sind bei der Aufnahme zu dokumentieren.
- Auf dem Aufnahmebogen wird der Befund des sofort angefertigten EKG dokumentiert.

Postoperative Therapie

- Kein Heparin, wenn nicht mit dem Operateur ausnahmsweise anderes besprochen wurde; keine „Antibiotikaprophylaxe" und keine Ulkusprophylaxe, wenn nicht besondere Gründe dafür vorliegen;
- Nifedipin, $\geq$ 0,5 mg/Stunde, bei IMA-Bypass;
- präoperative Medikation erfassen und, sofern sinnvoll, weitergeben; bei präoperativ digitalisierten Patienten zunächst kein Digitalis, aber Digoxin-/Digitoxin-Spiegelbestimmung bei einer Laborkontrolle 6 Stunden nach Aufnahme;
- Infusionstherapie bis zum nächsten Morgen:
  - 500 ml einer adaptierten Infusionslösung;
  - bei bekannter vorbestehender Niereninsuffizienz mit unzureichender Diurese während des genannten Zeitraums lediglich Gabe von 50 ml 0,9%iger NaCl-Lösung über Perfusor zum Offenhalten des zentralen Venenkatheters;
- falls der Patient wegen Komplikationen intensivtherapiepflichtig bleibt, Infusion von 1000 ml Ringer-Laktat-Lösung am ersten postoperativen Tag.
- Ab dem 2. postoperativen Tag – je nach kardialer Situation und voraussichtlicher Nahrungskarenz – Aufbau einer hypokalorischen parenteralen Ernährung (s. Kap. 19) und/oder Beginn eines oralen oder Sondenkostaufbaus (s. Kap. 23). Nur selten muss bei erforderlicher weiterer Flüssigkeitsrestriktion auf hochkonzentrierte Infusionslösungen (Glukose 40%, Glukose 70%) übergegangen werden. Bei vorbestehender Dialysepflicht oder Auftreten eines akuten Nierenversagens wird in der Regel mit einem kontinuierlichen Nierenersatzverfahren begonnen.

Tolerable Drainageblutverluste

Eine Bewertung ist immer individuell und nach Rücksprache mit dem Operateur vorzunehmen. Es gilt jedoch folgende Faustregel:
- maximal 200 ml/Stunde in den ersten 4 Stunden,
- maximal 1200 ml in den ersten 12 Stunden.

Antikoagulation

- Aortokoronare Bypassoperation:
  - in den ersten 24 Stunden nach der Operation kein Heparin, danach 10.000 IE/Tag i. v.,
  - zusätzlich nach Entfernen der Thoraxdrainagen 100 mg ASS/Tag;
- Bioprothesen: in den ersten 24 Stunden nach der Operation kein Heparin, danach 10.000 IE/Tag i. v.;
- Kunstklappen:
  - in den ersten 24 Stunden nach der Operation kein Heparin, danach 10.000 IE/Tag i. v.,
  - nach 72 Stunden 20.000 IE Heparin/Tag i. v.,
  - nach 96 Stunden Dosisanpassung des Heparins nach PTT (Verdopplung angestrebt).

Allgemeines

- Analgosedierung: bedarfsweise mit Midazolam und Piritramid, gegebenenfalls auch mittels Propofol-Perfusor;
- Extubation: sobald stabile Vitalfunktionen vorliegen; vor der Extubation keine „feuchte Nase", Patient muss aufgewärmt sein (kein Shivering);
- Mobilisation: ab dem ersten postoperativen Morgen, sofern Kreislaufstabilität besteht und kein frischer Infarkt vorliegt;
- Magensonde: Entfernung direkt nach der Extubation;
- oraler Kostaufbau: Trinken und leichte Kost ab dem ersten postoperativen Tag; erlaubte Menge richtet sich nach dem Bilanzierungsziel;
- Drainagen: Entfernung am 2. postoperativen Tag, wenn der Verlust über die Drainagen < 200 ml/Tag beträgt;
- Antibiose: nach unkomplizierter Herzoperation nicht erforderlich; nach Klappenersatz wegen Endokarditis: s. Kap. 8.

33.2 Therapie nach Herztransplantation

Immunsuppression

Es existieren zahlreiche Schemata. Nachfolgend *ein* mögliches:
- **präoperativ:**
  - *Azathioprin (4 mg/kg KG i. v.),*
  - *Methylprednisolon (500 mg i. v.);*
- **intraoperativ:** keine Immunsuppression (!);
- **postoperativ am Operationstag:**
  - *Dimetinden (4 mg i. v.; Stunde 5 nach Operationsende),*
  - *Methylprednisolon (125 mg i. v.; Stunde 5 nach Operationsende),*
  - *r-ATG (1 – 2 mg/kg KG über 4 Stunden in NaCl-Lösung; Stunde 6 nach Operationsende; zuvor Verträglichkeitstest für r-ATG – s. Packungsbeilage);*

- **erster postoperativer Tag:**
  - *Methylprednisolon (2-mal 125 mg/Tag i. v.;* erste Gabe um 11 Uhr oder um 23 Uhr, frühestens jedoch 12 Stunden nach Operationsende),
  - *Azathioprin (2 mg/kg KG i. v.;* erste Gabe um 11 Uhr, frühestens jedoch 12 Stunden nach Operationsende),
  - *r-ATG* (s. unter „postoperativ am Operationstag"; zur gleichen Uhrzeit wie bei der ersten Gabe);
- **2. – 4. postoperativer Tag:**
  - *Methylprednisolon (2-mal 125 mg/Tag i. v.,* jeweils um 11 Uhr und um 23 Uhr),
  - *Azathioprin (1-mal 2 mg/kg KG/Tag i. v.,* um 11 Uhr),
  - *r-ATG* (s. unter „postoperativ am Operationstag, insgesamt 4 Gaben!),
  - *Ciclosporin A* (1-mal täglich um 14 Uhr i. v.; beginnend mit 2 mg/kg KG, dann nach dem bei der morgendlichen Blutuntersuchung bestimmten Talspiegel – 100 – 250 µg/Liter);
- **ab dem 5. postoperativen Tag:**
  - *Prednisolon (30 mg p. o. oder i. v.),*
  - *Azathioprin (1-mal 2 mg/kg KG/Tag p. o. oder i. v.),*
  - *Ciclosporin A* (nach Spiegel – 200 – 300 µg/Liter – p. o. oder i. v.);
- **ab dem 8. postoperativen Tag:**
  - *Prednisolon* (wöchentliche Reduktion um 5 mg bis zur Erhaltungsdosis von 5 mg),
  - *Azathioprin* (wöchentliche Reduktion um 50 mg bis zur Erhaltungsdosis von 50 mg),
  - *Ciclosporin A* (nach Spiegel – 160 – 280 µg/Liter).

Infektionsprophylaxe

- *Cefotiam: 2-mal 1 g/Tag i. v. (1. – 4. Tag);*
- *Amphotericin B: 4-mal 1 ml/Tag i. v.;*
- *Aciclovir: 4-mal 1 Tablette/Tag (7. – 45. Tag).*

Laboruntersuchungen

- Übliche postoperative Routine;
- zusätzliche Laboruntersuchungen zur Beurteilung des Immunstatus:
  - HLA-DR-positive Monozyten,
  - CMV-PP-65-Diagnostik,
  - Lymphozytensubpopulationsbestimmung (CD3, CD4),
  - gegebenenfalls Homozysteinspiegel;
- zusätzliche Bestimmungen zum Screening auf eine bakterielle oder Pilzinfektion:
  - Prokalzitonin oder
  - Interleukin 6 (IL-6) und lipopolysaccharidbindendes Protein (LBP).

34   Lungenembolie

34.1 Diagnostik

- **Klinische Symptomatik und Befunde** (in der Reihenfolge der Häufigkeit!):
    - Tachypnoe,
    - Dyspnoe,
    - Schmerz,
    - betonter 2. Herzton,
    - Angst,
    - Fieber,
    - Husten,
    - Tachykardie;
- **Schweregradeinteilung:** s. Tab. 34.**1**;
- **EKG:**
    - Tachykardie,
    - gegebenenfalls Vorhofflimmern,
    - S_IQ_{III}- oder $S_IS_{II}S_{III}$-Typ,
    - ST-Strecken-Hebung in III (Differenzialdiagnose: Hinterwandinfarkt) mit T-Negativierung in $V_1 - V_4$,
    - P pulmonale in II,
    - Verschiebung des Umschlagpunktes nach links bis $V_{5/6}$,
    - inkompletter Rechtsschenkelblock;
- **Echokardiographie:**
    - ab Schweregrad III Dilatation und Hypokinesie des rechten Herzens,
    - Septum-Shift nach links (paradoxe Septumbeweglichkeit),
    - Trikuspidalinsuffizienz,
    - pulmonale Hypertonie,
    - gegebenenfalls Nachweis von Thromben im Pulmonalishauptstamm;
- **Labordiagnostik:**
    - Fibrinogenspaltprodukte (FSP) bzw. D-Dimere (hoch sensitiv, aber wenig spezifisch);
- **Thorax-Spiral-Computertomographie:**
    - hoch sensitiv (86 – 100 %) und hoch spezifisch (76 – 96 %);
- **Pulmonalisangiographie, Lungenperfusionsszintigraphie:**
    - im Zeitalter der Computertomographie weitgehend entbehrlich. Nicht erhöhte D-Dimer-Werte oder ein paO_2 von > 80 % bei Raumluftatmung schließen eine Lungenembolie weitgehend aus.

> **!**
> Goldstandard der Lungenemboliediagnostik ist die Thorax-Spiral-Computertomographie, die daher vor der Einleitung invasiver Maßnahmen (Vollheparinisierung, Lyse, Operation) immer durchgeführt werden muss, sofern die Vitalfunktionen des Patienten dies zulassen.
> Die Echokardiographie kann vorteilhaft zur Verlaufskontrolle einer Lungenembolie herangezogen werden.

Tabelle 34.1 Schweregradeinteilung der Lungenembolie

Merkmale	Grad I	Grad II	Grad III	Grad IV
Klinisches Bild	Kurzfristig Dyspnoe und thorakaler Schmerz	Leichtgradige anhaltende Symptomatik, Tachykardie	Dyspnoe, Tachypnoe, Tachykardie, Unruhe, Angst	Zusätzlich zur Symptomatik bei Grad III: Schock
Mittlerer arterieller Druck (MAP)	Normal	Normal bis leicht erniedrigt	Erniedrigt	Stark erniedrigt
Pulmonalarteriendruck (PAP)	Normal	Normal bis leicht erhöht	25–30 mmHg	> 30 mmHg
Zentraler Venendruck (ZVD)	Normal	Normal	Erhöht	Stark erhöht
paO$_2$	Normal	Leicht erniedrigt	Erniedrigt	Stark erniedrigt
paCO$_2$	Leicht erniedrigt	Erniedrigt	Deutlich erniedrigt	Erhöht
Perfusionsausfall (%)	< 30	30–50	50–70	> 70

34.2 Therapie

- **Analgesie, Sauerstoffgabe, Beatmung:** Die Beseitigung der Hypoxämie hat oberste Priorität, um die hypoxisch bedingte Vasokonstriktion mit zusätzlicher Erhöhung des pulmonalvaskulären Widerstandes zu durchbrechen.
- **Vollheparinisierung:**
  - ab Stadium II, falls keine Blutungsgefahr vorliegt; ab Stadium III auch unter Inkaufnahme von Blutungskomplikationen (gesicherte Diagnose erforderlich!);
  - *5000 – 10.000 IE als Bolus*, dann Perfusorsteuerung (1000-2000 IE/Stunde) nach PTT (in der Regel PTT-Verdoppelung angestrebt).
- **Therapie des instabilen Kreislaufs:**
  - Volumenzufuhr immer unter invasivem Monitoring (s. Kap. 12.2), da die Auswirkung einer rechtsventrikulären Vorlasterhöhung nicht vorhersehbar ist;
  - Noradrenalin und Dobutamin sind die Katecholamine der Wahl. Gegebenenfalls erfolgt ein vorsichtiger Therapieversuch mit Enoximon (nur bei systolischem Blutdruck von > 100 mmHg).

> **!** Ein systemischer Blutdruckabfall oder die Verstärkung der Tachykardie führt zu einer weiteren Abnahme der kritischen rechtsventrikulären Perfusion. Deshalb darf keine Gabe von Adrenalin, Dopamin, Nitraten und Kalziumantagonisten erfolgen.

- Die **inhalative Therapie mit Prostazyklin** (Flolan) ist eine theoretisch erfolgversprechende Therapie, um akut eine Rechtsherzentlastung herbeizuführen. Sie muss vonseiten der Datenlage jedoch noch als experimentell angesehen werden.
- **Lysetherapie:**
  - Diese ist indiziert ab Schweregrad III, wenn innerhalb von 1 – 2 Stunden keine hämodynamische Stabilisierung unter konservativer Therapie zu erreichen ist.
  - Die Abwägung gegenüber dem Blutungsrisiko muss je nach akuter vitaler Gefährdung des Patienten individuell erfolgen.
  - Vorgehen: *10 mg rt-PA (Actilyse) über 1 – 2 Minuten, anschließend 90 mg über 2 Stunden*, dabei über einen separaten Zugang infundieren. Die Halbwertszeit von Actilyse beträgt 6 – 8 Minuten. Parallel zur Lysetherapie ist immer eine Vollheparinisierung (PTT-Verdoppelung) vorzunehmen.
- **Operative Embolektomie:**
  - Ultima Ratio im Stadium IV;
  - Einzelfallentscheidung, die in interdisziplinärer Zusammenarbeit gegenüber der Lysetherapie abgewogen werden muss.

35   Nekrotisierende Weichteilinfektionen

35.1   Erreger nekrotisierender Weichteilinfektionen

- **Betahämolysierende Streptokokken der Gruppe A (Streptococcus pyogenes):** Auslöser des Streptococcal Toxic Shock Syndrome (STSS);
- **Enterobakterien, Clostridien, Anaerobier:** primäre Keime oder in Kombination mit Streptococcus pyogenes.
- Unterschiede finden sich in der Schwere des Verlaufs und in der unterschiedlichen Ausbreitung/Ausdehnung innerhalb der einzelnen Gewebeschichten.

35.2   Streptococcal Toxic Shock Syndrome

Diagnosekriteren

- **I:** Isolierung von Streptokokken der Gruppe A
  - **A:** aus/von einer normalerweise sterilen Körperflüssigkeit oder -stelle (z. B. Blut, Liquor, Pleura- oder Peritonealsekret, Gewebebiopsat, chirurgische Wunde),
  - **B:** aus/von einer nichtsterilen Körperflüssigkeit oder -stelle (z. B. Rachen, Sputum, Vagina, oberflächliche Hautverletzungen).
- **II:** Klinische Zeichen
  - **A:** Hypotension/Schock (obligat),
  - **B:** 2 der folgenden klinischen Veränderungen:
    Niereninsuffizienz, Gerinnungsstörungen (Thrombozytenzahlen von < 100.000/µl oder disseminierte intravasale Koagulation),
    Leberbeteiligung (Werte für GOT, GPT oder Bilirubin auf mehr als das Doppelte der Norm, bei Patienten mit vorbestehenden Lebererkrankungen auf das Doppelte des individuellen Ausgangswertes erhöht),
    Adult respiratory Distress Syndrome (ARDS),
    generalisierter erythematöser Ausschlag (eventuell mit Blasenbildung),
    Weichteilnekrose (nekrotisierende Fasziitis oder Myositis, Gangrän).
- Als gesichert gilt die Diagnose bei Vorliegen der **Kriterien IA und II (A und B)**, als wahrscheinlich bei Vorliegen der **Kriterien IB und II (A und B)** bei Ausschluss einer anderen Krankheitsursache.
- Sehr hilfreich zur raschen Diagnostik von Weichteilinfektionen ist der Infiltrationsnachweis mittels **Computer- oder Magnetresonanztomographie** der betreffenden Körperregion.

Phaseneinteilung

- **Phase I:** Myalgie, Übelkeit und Erbrechen, Diarrhö, Schmerzen an der betroffenen Stelle;
- **Phase II:** Tachykardie, Fieber, Tachypnoe, zunehmende Schmerzen an der betroffenen Stelle;
- **Phase III:** persistierendes Fieber, verminderte Schmerzen an der betroffenen Stelle, Schocksymptomatik, Linksverschiebung des Differenzialblutbildes, Thrombozytopenie, Hämaturie, Azotämie, Hypokalzämie, Hypalbuminämie, erhöhte CK-Aktivität.

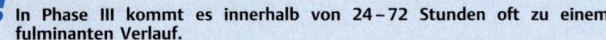

In Phase III kommt es innerhalb von 24 – 72 Stunden oft zu einem fulminanten Verlauf.

Initialtherapie

- Chirurgische Intervention (radikales Wund-Débridement);
- bei Verdacht auf Streptococcal Toxic Shock Syndrome initiale Antibiotikatherapie mit einer Dreierkombination:
  - *Penicillin G (höchstdosiert),*
  - *Aminoglykosid,*
  - *Clindamycin;*
- Initialtherapie des septischen Schocks: s. Kap. 41;
- gegebenenfalls Vorbereitung/Anmeldung zur hyperbaren Oxygenierung (es gibt erwiesenermaßen Erfolge, obwohl Streptokokken keine obligaten Anaerobier sind.)

35.3 Differenzierung der nekrotisierenden Weichteilinfektionen

Streptokokkengangrän

- Erreger: Streptococcus pyogenes;
- Symptome: Entwicklung innerhalb von 24 Stunden, Überwärmung, Schwellung, Rötung, starke Schmerzen, flüssigkeitsgefüllte Blasen nach 2 – 4 Tagen.

Streptokokkenmyositis

- Erreger: Streptococcus pyogenes;
- Symptome: Entwicklung innerhalb von 24 Stunden, Muskulatur geschwollen und verfärbt, aber vital; histologisch fehlende Weichteilnekrose.

Nekrotisierende Fasziitis

- Typ I: Mischinfektion aus Anaerobiern und fakultativ anaeroben Bakterien;
- Typ II: Infektion mit Streptokokken der Gruppe A allein oder in Kombination mit Staphylokokken;
- Symptome: langsamer Beginn, frühe systemisch wirksame toxische Zeichen (Tachykardie, Hypotonie), Hautgangrän erst im Spätstadium.

Synergistische nekrotisierende Zellulitis/Fournier-Gangrän

- Erreger: Kombinationsinfektion aus anaeroben Bakterien und Enterobakterien;
- Symptome: häufig Befall von unterer Extremität und Perineum mit multiplen kutanen Ulzera, Austritt rotbrauner Flüssigkeit; hauptsächlich betroffen: ältere Patienten, Diabetiker, Patienten mit kardiovaskulären und renalen Erkrankungen;
- Antibiose: Carbapenem.

Clostridienzellulitis

- Erreger: Clostridium perfringens;
- Symptome: Beginn 3 – 5 Tage nach Trauma, initial starke Schmerzen, Blasen mit rotbrauner, faulig riechender Flüssigkeit, keine septisch-toxischen Reaktionen.

Clostridienmyonekrose (Gasbrand)

- Erreger: Clostridium perfringens, Clostridium novyi und Clostridium septicum;
- Symptome: Symptomentwicklung innerhalb von 24 Stunden, starke Schmerzen, hohes Fieber, schwere systemische Reaktionen, Myolyse, Koagulopathie und Multiorganversagen, süßlich-faulig riechendes Sekret.

36 Organspende

36.1 Hirntoddiagnostik

Die Hirntoddiagnostik erfolgt nach den Richtlinien der Bundesärztekammer (3. Fortschreibung 1997). Die zum Ausstellen des Hirntodprotokolls erforderliche Prüfung der Voraussetzungen und die Erhebung des klinischen Befundes werden durch *2 voneinander unabhängige Untersucher* vorgenommen, die *in der Intensivmedizin erfahren* sein müssen. Die formale Facharztqualifikation wird also nicht gefordert.

Zur Feststellung des Hirntodes müssen Voraussetzungen erfüllt sein *und* das klinische Syndrom des Hirntodes vorliegen *und* eine Beobachtungszeit eingehalten *oder* technische Zusatzuntersuchungen vorgenommen werden (Abb. 36.1).

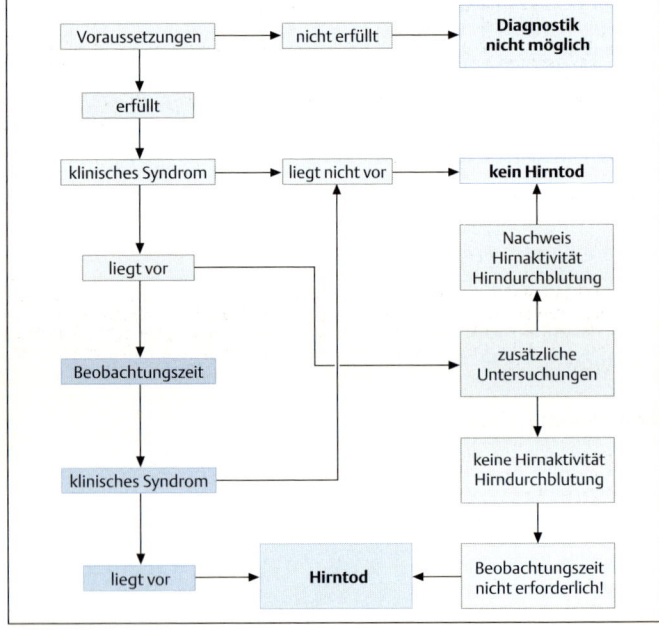

Abb. 36.1 Algorithmus zur Hirntoddiagnostik.

Voraussetzungen

- **Bekannte Diagnose** der Art der Hirnschädigung;
- **sicherer Ausschluss von Faktoren, welche die Diagnostik verhindern** (z. B. Intoxikation, Relaxierung, Narkose).
  - Anmerkung: In den Richtlinien bleibt es dem Untersucher überlassen, eine Narkose(rest)wirkung auszuschließen. Über die Notwendigkeit und die Bewertung (!) toxikologischer Untersuchungen zum Ausschluss relevanter Narkotikablutspiegel herrscht in der Literatur keine Einigkeit. Nach US-amerikanischer Auffassung entsprechend dem Uniform Determination of Death Act kann die Hirntodfeststellung erfolgen, wenn die Konzentrationen der verabreichten narkotisierenden Substanzen bestimmt wurden und *unter dem therapeutischen Bereich* liegen (Wijdicks 2001).

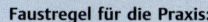

Faustregel für die Praxis:
- **Frühester Beginn der Hirntoddiagnostik 24 Stunden nach der letzten Opioid- oder Sedativagabe.**
- **Bestimmung des Barbiturat-, Benzodiazepin- und Fentanylblutspiegels bei geringstem Zweifel, ob eine vorangegangene Analgosedierung noch wirksam ist.**
- **Nach vorangegangenem Barbituratkoma ist die Thiopental- und Pentobarbitalspiegelbestimmung (Metabolit des Thiopentalabbaus) im Serum obligat.**

Klinisches Syndrom

- Bewusstlosigkeit,
- Ausfall der Spontanatmung (Apnoetest!),
- Ausfall der Hirnstammreflexe.
  - Anmerkung: Zum Apnoetest 10 Minuten mit einer FiO_2 von 1,0 präoxygenieren. Dann die kontrollierte Beatmung auf CPAP (5 mbar) umstellen. Kontinuierliche SaO_2-Kontrolle, 5- bis 10-minütlich Bestimmung der arteriellen Blutgase. Der Apnoetest ist positiv bei einem dokumentierten $paCO_2$ von mindestens 60 mmHg.

Beobachtungszeiten

- 12 Stunden bei primär supratentorieller Hirnschädigung bei Erwachsenen,
- 72 Stunden bei sekundären Hirnschäden,
- 24 Stunden bei Kleinkindern,
- 72 Stunden bei Neugeborenen.

Ergänzende Untersuchungen

- **EEG:**
  - 30-minütige Nulllinie (obligat bei primär infratentorieller Hirnschädigung),
  - bei Säuglingen und Kleinkindern bis zum 2. Lebensjahr Wiederholung nach 24 bzw. 72 Stunden;
- Ausfall **evozierter Potenziale** (nach zuvor nachgewiesenen vorhandenen Potenzialen);
- zerebraler Zirkulationsstillstand (Nachweis mittels **Angiographie oder Dopplersonographie**);
- **Hirnszintigrafisch** nachgewiesener Ausfall der Stoffwechselaktivität des Gehirns.
  - Anmerkung: Die Ableitung eines Nulllinien-EEG ist wegen technischer Störeinflüsse auf der Intensivstation oft nicht möglich. Bei Patienten nach Entlastungstrepanation ist häufig auch noch nach dem eingetretenen Hirntod eine Restperfusion nachweisbar. Aus diesen beiden Gründen ist die **Hirnszintigraphie die Methode der Wahl** zum Nachweis eines irreversiblen Funktionsausfalls des Gehirns. Der Untersuchungsablauf in der Nuklearmedizin umfasst eine Perfusionsuntersuchung, statische Aufnahmen und eine SPECT-Untersuchung (SPECT: Single-Photon-Emissions-Computertomographie) und nimmt etwa 45 Minuten in Anspruch. Der Befund kann direkt anschließend erstellt werden.

36.2 Organisatorische Maßnahmen

Falls ein hirntoter Patient zur Organspende vorgesehen ist, wird folgendermaßen verfahren:
- **DSO (Deutsche Stiftung für Organspende)** telefonisch verständigen; Telefonnummer:

  _____ ;

- **Laborwerte** bestimmen:
  - Virusserologie: komplette Hepatitisserologie, HIV I und II, Zytomegalievirus-IgG und-IgM;
  - Blutbild, Gerinnungsparameter (PTT, Quick-Wert, Fibrinogen- und AT-III-Spiegel);
  - Serumspiegel/-aktivitäten: Glukose, Natrium, Kalium, Kalzium, Chlorid, Phosphat, Magnesium, Kreatinin, Harnstoff, Amylase, Lipase, CK/CK-MB, Bilirubin, GOT, GPT, γ-GT, Eiweiß, Albumin, alkalische Phosphatase, LDH, CHE;
  - Urinwerte: Status, Sediment, Kultur;
- **technische Untersuchungen** durchführen:
  - EKG,
  - Echokardiographie,
  - Leber- und Nierensonographie,
  - diagnostische Bronchoskopie,
  - Röntgenuntersuchung des Thorax.

36.3 Organerhalt

Es ist eine Homöostase vor allem hinsichtlich Temperatur, Wasser- und Elektrolythaushalt sowie intravasalem Volumen aufrechtzuerhalten, das heißt z. B.:

- physikalische Maßnahmen, bei (drohender) Hypothermie „Warm Touch";
- großzügiger Volumenersatz mit Kristalloiden und/oder HAES 6 % (nach den
  üblichen Kriterien);
- Hämoglobinwert von > 10 g/dl mittels Transfusion von Erythrozytenkonzen-
  traten halten;
- bei Diabetes insipidus Flüssigkeitsersatz entsprechend Urinmenge und -osmola-
  rität (häufig sinnvoll und notwendig mit Glukose-5 %- und einer Zweidrittelelektrolytlösung im Verhältnis 2:1; Kalium substituieren); großzügige Gabe von
  DDAVP (0,25 – 0,5 Ampullen i. v. und/oder s. c.);
- *Hydrokortisonperfusor: 200 – 300 mg/Tag* (Substitution der ausgefallenen Hypophysenvorderlappenfunktion) bei Kreislaufdepression;
- Gabe von Vasokonstriktoren durch Hydrokortisongabe in der Regel zu vermeiden,
  ansonsten in so geringer Dosis wie möglich verabreichen;
- gegebenenfalls Antibiotikagabe, entweder in Form einer Omnispektrumtherapie
  (*z. B. Meropenem, 4-mal 0,5 g/Tag, plus Vancomycin, 2-mal 1 g/Tag*) oder bei positivem Erregerbefund in Trachealsekret oder Urin gezielt.

37 Akute Pankreatitis

37.1 Vorbemerkungen

- Im Rahmen der Intensivtherapie handelt es sich meist um eine **schwere (nekrotisierende) Pankreatitis**, bei der gegebenenfalls eine Indikation zum operativen Vorgehen besteht.
- Charakteristisch ist in diesen Fällen ein **hochseptisches Krankheitsbild** mit systemischen Auswirkungen auf Zentralnervensystem, Lunge, Leber und Nieren.
- Sowohl bei der biliären als auch bei der äthyltoxischen Genese kommt es häufig zur bakteriellen Besiedlung der Nekrosen, sodass nach heutigem Kenntnisstand eine frühzeitige kalkulierte Antibiotikatherapie indiziert ist.
- Der Schweregrad einer Pankreatitis korreliert in keiner Weise mit den Aktivitäten von Amylase und Lipase im Serum, sondern eher mit unspezifischen Entzündungsparametern wie C-reaktivem Protein (CRP) und Interleukin 6 (IL-6).
- Als brauchbar zur Schweregradeinschätzung einer Pankreatitis hat sich der **Ranson-Score** (Tab. 37.**1**) erwiesen.

Tabelle 37.**1** Prognostische Früheinschätzung der akuten Pankreatitis nach Ranson

Ungünstige Befunde bei Aufnahme		Ungünstige Befunde in den ersten 48 Stunden	
Alter	> 55 Jahre	**Abfall des Hämatokrit**	> 10%
Leukozytenzahl	> 16.000/µl	**Kalziumspiegel**	< 2 mmol/Liter
Glukosespiegel	> 200 mg/dl	**paO_2 (FiO_2 = 0,21)**	< 60 mmHg
LDH-Aktivität	> 400 U/Liter	**Basendefizit**	> 4 mmol/Liter
GOT-Aktivität	> 250 U/Liter	**Harnstoffspiegelanstieg**	> 10 mg/dl
		Flüssigkeitsbedarf	> 6 Liter

Mortalitätsprognose nach Anzahl der ungünstigen Faktoren:
- 0 – 2: < 1%
- 3 – 4: 15%
- 5 – 6: 40%
- > 6: 100%

37.2 Therapie

- Großzügige Volumen- und Flüssigkeitszufuhr mit kristalloiden und kolloiden Lösungen (mitunter 8 Liter/Tag) als wichtigste Maßnahme;
- suffiziente Analgesie: thorakale Epiduralanästhesie zwar wünschenswert, wegen septischer Gerinnungskonstellation aber oft zu riskant;
- H$_2$-Blocker, z. B. *Ranitidin (4-mal 50 mg/Tag)*, oder Protonenpumpeninhibitor;
- Magensonde (nicht obligat) zur Ableitung gastraler Sekrete; daneben immer Versuch, eine enterale Ernährung über eine nasojejunale Sonde oder eine Enterostomie aufzubauen;
- (teil-)parenterale Ernährung unter Einschluss von Lipiden; Glutaminsubstitution erwägen;
- kalkulierte Antibiose mit einem *Carbapenem*, alternativ auch *Chinolon plus Metronidazol*; Mindesttherapiedauer: 7–10 Tage; keine generelle antimykotische Therapie;
- engmaschige Blutzuckerspiegelkontrollen und Blutzuckerspiegelsteuerung mittels Altinsulinperfusor;
- **Kalziumsubstitution** erst bei einem Spiegel des ionisierten Kalzium von < 0,6 mmol/Liter oder des Gesamtkalziums von < 1,8 mmol/Liter nach rechnerischer Korrektur auf einen normalen Albuminspiegel:

$$Ca^{2+}_{Korr} = Ca^{2+}_{Messwert} + 1 - 0,25 \times Albuminspiegel\ (g/dl)$$

- Albuminsubstitution bei einem Albuminspiegel von < 2 g/dl.
- Bei manifester schwerer Sepsis mit Organinsuffizienzen gelten natürlich alle Grundsätze der Sepsistherapie einschließlich einer großzügigen Indikation zur Nierenersatztherapie (s. Kap. 41).
- Übliche Thromboseprophylaxe, gegebenenfalls Therapie einer disseminierten intravasalen Gerinnung (DIG; s. Kap. 11).

38 Pneumonie

38.1 Epidemiologie

Im Fokus der Intensivmedizin steht die **beatmungsassoziierte Pneumonie**. Diese ist definiert als eine nosokomiale Pneumonie, die frühestens 48 Stunden nach Intubation und Beginn der Beatmungstherapie auftritt. Aufgrund der Schwierigkeiten in der Diagnostik und wegen des unterschiedlichen Patientengutes auf verschiedenen Intensivstationen streuen die Häufigkeitsangaben stark. Größenordnungsmäßig muss man davon ausgehen, dass 8–28 % der beatmeten Patienten eine Pneumonie entwickeln (Chastre u. Fagon 2002) bzw. dass auf 1000 Beatmungstage 5 (auf pädiatrischen Intensivstationen) bis 25 (auf Verbrennungsstationen) Pneumonien kommen (Erhebung der amerikanischen Centers for Disease Control, CDC, aus dem Jahre 1997). Die Schätzungen über die Mortalität variieren ebenfalls und reichen von 30 % bis 50 % (Leroy et al. 2005).

38.2 Prävention

In den Empfehlungen des Robert-Koch-Instituts (2000) sind die präventiven Maßnahmen nach evidenzbasierten Kriterien zusammengefasst:
- Sicher wirksam (Stufe-A-Empfehlung):
  - **korrekte Händedesinfektion** vor jedem Kontakt mit dem intubierten Patienten oder mit Beatmungszubehör (wichtigste Maßnahme!),
  - **Oberkörperhochlagerung**, da die (Mikro-)Aspiration die häufigste Ursache für die Pneumonie ist,
  - frühzeitige Entfernung von Ernährungssonden,
  - Bevorzugung der oralen gegenüber der nasalen **Intubation**,
  - regelmäßige **Entfernung von Kondenswasser** aus den Beatmungsschläuchen,
  - **lange Wechselintervalle** für die Beatmungsschläuche (≥ 7 Tage),
  - strengste Asepsis bei Medikamentenvernebelungen;
- keine Empfehlung für:
  - subglottische Sekretabsaugung,
  - Art der Atemwegsklimatisierung (aktiv oder passiv),
  - Frage offener oder geschlossener Absaugsysteme,
  - selektive Darmdekontamination (s. Kap. 22.3).

38.3 Diagnostik

Für die seit 2000 durch das Infektionsschutzgesetz vorgeschriebene statistische Erfassung der nosokomialen Pneumonien werden die vom Nationalen Referenzzentrum für Surveillance von nosokomialen Infektionen (NRZ) erarbeiteten, im Folgenden aufgeführten Diagnosekriterien verwendet.

Alle Patienten

- **Radiologische Befunde** – mindestens 1 Befund:
  - – neues oder progressives und persistierendes Infiltrat,
  - – Verdichtung,
  - – Kavernenbildung;

und
- **klinisches Bild und Untersuchungsbefunde I** – mindestens 1 Befund:
  - – Leukozytose von $\geq$ 12.000/µl oder Leukopenie von < 4000/µl,
  - – Fieber von > 38°C ohne andere Ursache,
  - – bei Patienten ab einem Alter von 70 Jahren Verwirrtheit ohne andere Ursache;

und
- **klinisches Bild und Untersuchungsbefunde II** – mindestens 1 Befund:
  - – eitriges Trachealsekret oder vermehrte Sekretion/vermehrtes Absaugen,
  - – Husten oder Dyspnoe oder Tachypnoe,
  - – typischer Auskulatationsbefund,
  - – Verschlechterung des Gasaustausches;

und
- mindestens ein weiterer Befund aus „klinisches Bild und Untersuchungsbe-funde II" *oder* Erregernachweis:
  - – aus der Blutkultur (nicht assoziiert mit anderer Infektion) oder
  - – aus der Pleura, dem Trachealsekret oder der bronchoalveolären Lavage oder
  - – histopathologisch oder
  - – kultureller oder serologischer Nachweis eines atypischen Erregers.

Immunsupprimierte Patienten

- **Definition der Immunsuppression**
  - ● **Neutropenie (< 500/µl),**
  - ● **Leukämie,**
  - ● **Lymphom,**
  - ● **HIV-Infektion (CD4-Zell-Zahl von < 200/µl),**
  - ● **Zustand nach Splenektomie,**
  - ● **Zustand nach Transplantation,**
  - ● **bestehende Chemotherapie,**
  - ● **Hochdosissteroidtherapie über 2 Wochen.**

- **Radiologische Befunde** – mindestens 1 Befund:
  - – neues oder progressives und persistierendes Infiltrat,
  - – Verdichtung,
  - – Kavernenbildung;

und
- **klinisches Bild und Untersuchungsbefunde** – mindestens 1 Befund:
  - Fieber von > 38°C ohne andere Ursache,
  - eitriges Trachealsekret oder vermehrte Sekretion/vermehrtes Absaugen,
  - Husten oder Dyspnoe oder Tachypnoe,
  - bei Patienten in einem Alter ab 70 Jahren Verwirrtheit ohne andere Ursache,
  - typischer Auskulatationsbefund,
  - Verschlechterung des Gasaustausches,
  - Pleuraschmerz;

und
- mindestens ein weiterer Befund:
  - Erregernachweis aus der Blutkultur (nicht assoziiert mit anderer Infektion) oder aus der Pleura, dem Trachealsekret oder der bronchoalveolären Lavage oder histopathologischer Erregernachweis;
  - kultureller oder serologischer Nachweis eines atypischen Erregers;
  - Nachweis von Pilzen oder Pneumocystis carinii aus dem Trachealsekret oder der bronchoalveolären Lavage oder *gleichzeitiger* kultureller Nachweis von Candida spp. in Blut *und* Sputum innerhalb von 48 Stunden.

38.4 Therapie

Ein rascher und adäquater Therapiebeginn senkt die Mortalität der nososkomialen Pneumonie! Um zeitliche Verzögerungen zu vermeiden, wird deshalb – etwas abweichend und vereinfachend zu den oben angegebenen Diagnosekriterien – **sofort mit der antibiotischen Therapie begonnen**, wenn bei einem Patienten
- ein neues radiologisches Infiltrat auftritt oder zunimmt und
- 2 oder mehr der folgenden 4 Faktoren auftreten:
  - Fieber von > 38°C,
  - eitriges Trachealsekret,
  - Leukozytose oder Leukopenie,
  - Verschlechterung des Gasaustausches.

> **!** Insbesondere wird also nicht der bakteriologische Befund des Tracheal-sekrets oder der bronchoalveolären Lavage abgewartet.

Nebenbemerkungen:
- Hinsichtlich der **Spezifität** ist die (vor allem quantitative) Auswertung einer bronchoalveolären Lavage oder einer mittels geschützter Bürste gewonnenen Probe der Erreganrzüchtung aus einer durch blindes Absaugen gewonnenen Trachealsekretprobe überlegen.
- Wegen der Wichtigkeit eines frühen Therapiebeginns spielt dies jedoch klinisch keine Rolle. So konnte bisher auch nicht der Nachweis geführt werden, dass durch eine aufwändigere bakteriologische Diagnostik das Patienten-Outcome bei der noskomialen Pneumonie verbessert werden kann.

- Andererseits hat der **Trachealsekretbefund einer vor Beginn der Antibiose abgenommenen Probe eine hohe Sensitivität** für die Diagnose einer Pneumonie, sodass ein negativer Befund Anlass zur Überprüfung oder zur Modifikation der Therapie geben sollte (Abb. 38.**1**).

Die **initiale Antibiotikaauswahl** erfolgt nach den Empfehlungen der Paul-Ehrlich-Gesellschaft nach einem Score (Tab. 38.**1**). Am 2. oder 3. Tag wird die Therapie dann gemäß Abb. 38.**1** modifiziert.

Tabelle 38.**1**   Pneumonie-Score

Kriterien	Punkte
Alter von > 65 Jahren	1
Strukturelle Lungenerkrankung	2
Antibiotische Vorbehandlung	2
Late Onset (ab 5. Tag des Aufenthalts)	3
Schwere respiratorische Insuffizienz	3
Extrapulmonales Organversagen	4

Vorgehen in Abhängigkeit von der erreichten Punktezahl:
- 1 – 2 Punkte: Ceftriaxon oder Amoxicillin/Clavulansäure
- 3 – 5 Punkte: Levofloxacin oder Piperacillin/Tazobactam
- 6 Punkte: immer Kombinationstherapie: Piperacillin/Tazobactam plus Levofloxacin oder Cefepime plus Levofloxacin oder Meropenem plus Gentamicin

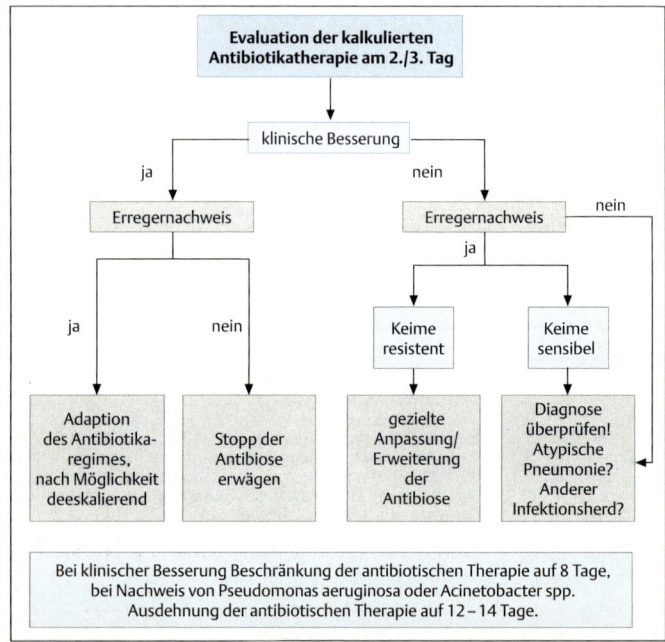

Abb. 38.**1**   Evaluation und Modifikation der initialen Antibiotikatherapie der nosokomialen Pneumonie.

39   Polyneuropathie des Intensivpatienten

39.1   Definition und Ätiologie

Anfang der 1980er Jahre wurde von Bolton et al. eine Polyneuropathie bei Intensivpatienten als mögliche Ursache für Tetraparese und Entwöhnungsprobleme vom Respirator erwähnt und mittels elektrophysiologischer sowie pathomorphologischer Untersuchungen nachgewiesen. In dieser sowie in vielen nachfolgenden Studien wurde die genannte Polyneuropathie als *primär axonale Degeneration der peripheren Nerven* mit charakteristischem elektrophysiologischen Befund identifiziert und als **„Critically-ill-Polyneuropathy (CIP)"** bezeichnet.

Elektrophysiologie, klinisches Bild und in Zweifelsfällen der Liquorbefund erlauben in der Regel bei einer klinisch apparenten Muskelschwäche die Abgrenzung der möglichen Differenzialdiagnosen:

- lang andauernde Behandlung mit Muskelrelaxanzien,
- akute Myopathie durch hochdosierte Kortisontherapie,
- kataboliebedingte Myopathie,
- Myositis,
- Guillain-Barré-Syndrom (von dem auch eine axonale Form beschrieben wurde),
- diabetische oder äthyltoxische Polyneuropathie.

Die pathophysiologische Erklärung für das Auftreten einer CIP fällt aufgrund der vielen Einflüsse, denen Intensivpatienten unterliegen, schwer und ist bisher noch nicht gelungen. Inzwischen gilt am wahrscheinlichsten, dass die CIP im Rahmen des septischen Multiorganversagens auftritt, multifaktoriell bedingt ist und ihr dieselben pathophysiologischen Mechanismen zugrunde liegen, die auch zum Versagen der anderen Organsysteme führen. Der Theorie einer Sepsis als Sine-qua-non-Bedingung für die Entwicklung einer CIP ist allerdings auch widersprochen worden (Seiser et al. 1992).

39.2   Epidemiologie und Diagnostik

- Die CIP tritt bei etwa einem Drittel aller Patienten auf, die länger als 3 Wochen beatmet werden und in dieser Phase eine Sepsis entwickeln (Olschowski et al. 1997).
- Das Auftreten korreliert zwar nicht mit dem Wert des zu Beginn der Intensivbehandlung erhobenen APACHE-Score, wohl aber mit der *Dauer* und der *protrahierten Schwere* der Erkrankung (und damit z. B. mit einem Low-T3-Syndrom; s. Kap. 29).
- **Klinische Untersuchung:**
  - symmetrische, distal betonte Tetraparese,
  - abgeschwächte Muskeleigenreflexe,
  - atemmuskuläre Schwäche;

- **Elektrophysiologie:**
  - im Frühstadium reduzierte Muskelaktionspotenziale und
  - Abnahme der sensiblen Nervenpotenziale, aber keine Reduktion der motorischen oder sensiblen Nervenleitgeschwindigkeiten;
  - im späteren Stadium als Denervierungszeichen **pathologische Spontanaktivitäten mit Fibrillationen und positiven scharfen Wellen** im Elektromyogramm (vornehmlich im M. tibialis anterior).

39.3 Therapie

- Eine spezifische Therapie ist nicht bekannt. Insofern stehen die konsequente Behandlung einer Sepsis und die adäquate Beatmungstherapie mit frühzeitiger Förderung der Spontanatmung im Vordergrund.
- Die aktuelle Sepsistherapie bietet aber einen interessanten Aspekt: Nachdem bereits 1991 hyperglykäme Zustände bzw. eine hyperkalorische Ernährung mit der Polyneuropathie des Intensivpatienten in Verbindung gebracht wurden (Waldhausen et al. 1991), gewinnen in aktuellen Studien diese Überlegungen wieder an Bedeutung. So scheint die im Rahmen der Sepsistherapie etablierte **intensivierte Insulintherapie** (s. Kap. 41) eine protektive Wirkung auf das zentrale und das periphere Nervensystem zu haben und die Entwicklung einer CIP verhindern zu können (Van den Berghe 2005).
- Darüber hinaus ist die Kenntnis des Krankheitsbildes für den Intensivmediziner insofern wichtig, als sich durch eine CIP die Erholung eines Patienten nach überwundener Grundkrankheit zwar stark verzögert (mit den damit verbundenen psychischen Belastungen aller Beteiligten), die Prognose bei frühzeitiger und konsequenter neurologischer Rehabilitationsbehandlung aber gut ist!

40   Rückenmarktraumen

40.1 NASCIS-III-Schema

Die aus den NASCIS-Studien zu ziehenden Folgerungen sind umstritten. Letztlich ist der positive Effekt einer initialen hochdosierten Kortikoidtherapie in keiner Weise belegt (Coleman et al. 2000). Trotzdem wird vielerorts noch nach dem NASCIS-III-Schema (Bracken et al. 1997) verfahren (Tab. 40.**1**).

Tabelle 40.**1**   NASCIS-III-Schema

Zeitlicher Abstand zum Trauma	Methylprednisolon-Bolus	Methylprednisolon-Perfusor
Bis zur 3. Stunde	30 mg/kg KG	5,4 mg/kg KG/Stunde über 24 Stunden
Ab der 3. bis zur 8. Stunde	30 mg/kg KG	5,4 mg/kg KG/Stunde über 48 Stunden
Nach der 8. Stunde	Keine Kortikoidgabe	

40.2 Kontraindikationen gegen die Steroidtherapie

- Rein radikuläre Verletzung,
- Cauda-equina-Schaden,
- Kinder unter 13 Jahren,
- Schwangerschaft,
- Schussverletzungen,
- schweres Polytrauma,
- insulinpflichtiger Diabetes mellitus,
- vorbestehende Kortisontherapie.

41 Sepsis

41.1 Initialtherapie

Bei einem Patienten, der mit einer **schweren Sepsis** bzw. im **septischen Schock** auf der Intensivstation aufgenommen wird, kommen die folgenden initialen Maßnahmen zur Anwendung:

- **Analgosedierung**, vorzugsweise mit Ketamin/Midazolam (s. Kap. 7);
- **Beatmung**, (druck-)kontrolliert und lungenprotektiv (s. Kap. 10);
- **Monitoring:** invasive Blutdruckmessung und invasives hämodynamisches Monitoring (PiCCO oder Pulmonaliskatheter; s. Kap. 12);
- **Antibiose:** als Omnispektrumtherapie (s. Kap. 8), sofern der Erreger nicht bekannt und eine gezielte Therapie nicht möglich ist;
- **Kreislauftherapie:** kardiovaskuläre Medikation (s. Kap. 16) und Volumensteuerung nach den hämodynamischen Parametern. Insbesondere in der Frühphase der Sepsis ist eine zentralvenöse Sauerstoffsättigung von > 70 % anzustreben (Rivers et al. 2001). Dabei gilt:
  - großzügige Volumengabe in Form von Kristalloiden und/oder HAES,
  - kein Albumin (Finfer et al. 2004),
  - Noradrenalin als Vasokonstriktor,
  - Dobutrex, falls eine positiv inotrope Therapie erforderlich ist,
  - kein Adrenalin (Vincent 2001);
- **Hydrokortison:** als Perfusor (200–300 mg/Tag) immer dann, wenn Katecholamine gegeben werden müssen;
- **kontinuierliche veno-venöse Hämofiltration (CVVH):** großzügige Indikationsstellung (zur Temperatur- und O_2-Verbrauchssenkung), insbesondere bei (drohendem) Nierenversagen, eher nicht bei Gerinnungsproblemen (Nach derzeitigem Kenntnisstand ist eine Mortalitätssenkung durch die CVVH allenfalls dann zu erwarten, wenn > 70 Liter/Tag filtriert werden; s. Kap. 18);
- **AT-III-Gabe:** Eine antiinflammatorische Wirkung mit einer Verbesserung der 90-Tages-Überlebensrate ist nach dem derzeitigen Wissensstand nur dann zu erzielen, wenn sehr hohe Dosen (z.B. 30.000 IE/4 Tage) gegeben werden und gleichzeitig keine Heparingabe erfolgt (Warren et al. 2001). Da eine abschließende Bewertung dieser Ergebnisse noch aussteht, gibt es derzeit für die AT-III-Gabe nur die (seltene) Indikation der akuten Behandlung einer disseminierten intravasalen Gerinnung (DIC): hier (gegebenenfalls!) AT-III-Gabe, auf jeden Fall Verabreichung von Fresh frozen Plasma (FFP) in ausreichender Menge und kurzer Transfusionszeit (s. Kap. 11). Außerdem erfolgt die Low-dose-Heparin-Gabe.
- **Intensivierte Insulintherapie:** Ziel ist eine Blutzuckerspiegeleinstellung von 80–110 mg/dl (Van den Berghe et al. 2001). Exaktes Vorgehen und engmaschige Kontrollen sind mit dem Pflegepersonal zu besprechen, um Hypoglykämien zu vermeiden.
- **Gabe von aktiviertem Protein C (Xigris):** Eine positive Wirkung ist nur bei frühzeitigem Einsatz des Präparats zu erwarten und statistisch nur für Patienten mit einem APACHE–Score von > 25 beschrieben (Bernard et al. 2001)!

> **!** Bei Blutungen oder Blutungsgefährdung des Patienten ist aktiviertes Protein C kontraindiziert!

41.2 Sepsisterminologie

Laut ACCP/SCCM Consensus Conference (1992):

- **Infektion:** inflammatorische Antwort auf die Anwesenheit von Mikroorganismen oder die Invasion von Mikroorganismen in normalerweise steriles Gewebe;
- **Bakteriämie:** Anwesenheit vermehrungsfähiger Bakterien im Blut (der entsprechende Nachweis von Viren, Pilzen oder Parasiten sollte in gleicher Weise beschrieben werden);
- **Syndrom der systemischen inflammatorischen Antwort (Systemic inflammatory Response Syndrome, SIRS):** systemische inflammatorische Antwort auf verschiedene Schädigungen (z. B. Frühform der akut nekrotisierenden Pankreatitis, ausgedehnte Weichteilverletzungen, Ischämie, Mehrfachverletzungen, Massenblutung oder Verbrennung);
- **Sepsis:** systemische inflammatorische Antwort auf eine nachgewiesene Infektion, wobei bei SIRS und Sepsis zumindest 2 der nachgenannten Zeichen erfüllt sein müssen:
  - Körpertemperatur von $> 38°C$ oder von $< 36°C$,
  - Herzfrequenz von > 90/Minute,
  - bei Spontanatmung Atemfrequenz von > 20/Minute oder arterieller CO_2-Partialdruck von < 32 mmHg,
  - Leukozytenzahl von $> 12.000/\mu l$ oder von $> 4000/\mu l$ bzw. $> 10\%$ unreife Zellen;
- **schwere Sepsis:** Sepsis verbunden mit verminderter Organperfusion (ersichtlich z. B. an erhöhtem Laktatspiegel, vermindertem Harnzeitvolumen oder akuter Störung der Bewusstseinslage), Organfunktionsstörungen oder sepsisinduziertem arteriellen Druckabfall;
- **septischer Schock:** anhaltender sepsisinduzierter arterieller Blutdruckabfall trotz ausreichender Volumenzufuhr, begleitet von verminderter Organperfusion oder Organfunktionsstörung (Patienten, die unter Therapie mit positiven inotropen und/oder vasopressorischen Substanzen annähernd normale arterielle Druckverhältnisse erreichen, aber weiterhin eine verminderte Organperfusion oder eine Organfunktionsstörung aufweisen, werden gleichfalls der Gruppe mit septischem Schock zugeordnet.);
- **sepsisinduzierter arterieller Blutdruckabfall:** Abfall des systolischen arteriellen Drucks auf Werte von < 90 mmHg oder um > 40 mmHg vom individuellen Ruhewert (ausgenommen andere Ursachen, z. B. kardiogener Schock oder Blutung);
- **Syndrom der Mehrfachorganfunktionsstörung (Multiple Organ Dysfunction Syndrome, MODS):** Vorliegen von Organfunktionsstörungen, die eine entsprechende symptomatische Behandlung oder eine Ersatztherapie erfordern.

42 Subarachnoidalblutung (SAB)

42.1 Klassifikation

Der Schweregrad einer Subarachnoidalblutung wird nach Hunt und Hess eingeschätzt (Tab. 42.**1**).

Tabelle 42.**1** Schweregradeinteilung der Subarachnoidalblutung nach Hunt und Hess

Grad	Klinische Symptomatik
I	Asymptomatisch oder leichte Kopfschmerzen und leichte Nackensteifigkeit
II	Mäßige bis schwere Kopfschmerzen, Meningismus, keine neurologischen Ausfälle – außer gegebenenfalls Hirnnervenparesen (Okulomotoriusschwäche)
III	Konfusion, Somnolenz oder leichte fokale Zeichen, Aphasie
IV	Stupor oder Hemiparese, vegetative Zeichen
V	Tiefes Koma, Dezerebrationszeichen

Die Prognose hängt nicht nur von der Stadieneinteilung ab, sondern mehr von der Dynamik der klinisch-neurologischen Entwicklung.
Das Ausmaß der SAB, das heißt das Volumen und die Lokalisation der Blutkoagel, korreliert mit der Wahrscheinlichkeit eines später auftretenden klinisch relevanten zerebralen Vasospasmus.
Bei der primär traumatischen Subarachnoidalblutung entsteht im Subarachnoidalraum typischerweise ein geringeres Blutvolumen, das zudem nicht mit den basalen Zisternen in Kontakt steht. Die Gefahr eines Vasospasmus ist insofern deutlich geringer als bei spontaner SAB.

42.2 Präoperatives Vorgehen

- Bettruhe, Abschirmung, minimale Stimulation;
- Anlage eines zentralen Venekatheters und eines arteriellen Zugangs;
- **Blutdruck bei ≤ 140 mmHg** systolisch halten – dies kann durch die Gabe von Nifedipin, gegebenenfalls Nimodipin (s. unten), Urapidil, Dihydralazin oder auch Nipruss erfolgen;
- auf der anderen Seite **Hypotension vermeiden**, wegen der möglicherweise bereits gestörten Autoregulation der Gehirndurchblutung;

- engmaschige **Gerinnungskontrolle** und konsequente Therapie jeder Koagulopathie;
- Gabe von **Nimodipin (1 – 2 mg/Stunde)** bei Hunt-Hess-Stadium II oder III *und* großen ($\geq$ 1 mm) im Computertomogramm sichtbaren Blutkoageln;
- bei bewusstlosen/beatmeten Patienten **Überwachung des intrakraniellen Drucks**, vorzugsweise in Verbindung mit einer externen Ventrikeldrainage.

42.3 Postoperatives Vorgehen

Dieses ist auf die Erkennung und Behandlung der typischen Komplikationen ausgerichtet:

- **arterieller Vasospasmus** (Beginn zwischen 3. und 5. Tag, Vollbild zwischen 5. und 14. Tag, Rückbildung innerhalb von 2 – 4 Wochen),
- Hydrozephalus,
- Krampfanfälle,
- **Hyponatriämie** (typischerweise kein Syndrom der inadäquaten ADH-Sekretion – SIADH –, sondern ein zerebrales Salzverlustsyndrom – CSW; s. Kap. 14),
- neurogene, kardiale und pulmonale Komplikationen.

Daher finden folgende Maßnahmen Anwendung:

- engmaschige, eventuell mehrmals tägliche **transkranielle Dopplueruntersuchung** zur sofortigen Detektion eines Vasospasmus;
- Fortführung einer eventuell präoperativ begonnenen **Nimodipin-Therapie** – allerdings nur dann, wenn kein Einfluss auf den Blutdruck erkennbar ist und kein wesentlicher Einfluss auf die Lungenperfusion (Oxygenierung) besteht (Empfohlen wird die *orale/enterale Gabe von Nimodipin in einer Dosierung von 6-mal 60 mg/Tag*, da die Gefahr der arteriellen Hypotonie geringer ist als bei der i. v. Gabe.);
- Blutdruck immer bei **> 130 – 150 mmHg systolisch** halten;
- Herbeiführung einer positiven Flüssigkeitsbilanz;
- adäquate Therapie eines CSW (s. Kap. 14).

Bei vasospasmusgefährdeten Patienten oder bei Verdacht/Nachweis eines Vasospasmus wird darüber hinaus eine **Triple-H-Therapie** (Hypertension, Hypervolämie, Hämodilution) durchgeführt:

- **Volumenexpansion** unter invasivem hämodynamischen Monitoring (am besten PiCCO),
- Blutdruck auf **160 – 210 mmHg systolisch** einstellen (nichtevidenzbasierte Faustregel: systolischer Blutdruck = Spitzenflow in Meter/Sekunde):
  - Dobutamin in einer Dosierung von 2 – 12 µg/kg KG/Minute, falls die positive Inotropie zur Blutdrucksteigerung führt und/oder
  - Dopamin in einer Dosierung bis 4 µg/kg KG/Minute oder
  - Noradrenalin in einer Dosierung von 0,05 – 0,5 µg/kg KG/Minute.
- Die **Hämodilution** (Hämoglobinkonzentration von 9 – 12 g/dl) ergibt sich durch die Hypervolämie meist zwangsläufig.

Das wichtigste Monitoring besteht in der **engmaschigen neurologischen Untersuchung** des Patienten (und deren Dokumentation). Hinsichtlich des technischen Monitoring gibt Tab. 42.**2** einen Anhaltspunkt.

Tabelle 42.**2**   Technisches Monitoring bei Subarachnoidalblutung

Stadium nach Hunt und Hess	Doppler-sono-graphie	Hirndruck-messung mittels Hirndruck-sonde	Messung des Sauer-stoffparti-aldrucks im Hirn-gewebe (ptiO2)	Mikro-dialyse	Pulmonal-arterien-katheter, PiCCO
I	+	Patient soll in der Regel direkt postoperativ aufwachen und kann dann klinisch überwacht werden. Bei großem subarachnoidalem Blutvolumen wird gegebenenfalls ein Schweregrad nach Hunt und Hess addiert!			
II	+				
III	+	+	Bei Spasmen mindestens $ptiO_2$-Messung, eventuell auch Mikro-dialyse, die aber kein „Frühwarnsystem" darstellt		Bei Triple-H-Therapie und Arterenol-Gabe von $\geq 0{,}2\,\mu g/kg$ KG/Minute
IV	+	+			
V	+	+			

43   Urologische Operationen

43.1   Zystektomie (postoperativer Standard)

- **Mobilisation:** Am ersten postoperativen Tag Bettruhe! Mobilisation erst ab dem 2. postoperativen Tag; bei orthotopem Blasenersatz (Neoblase) erst ab dem 4. postoperativen Tag.
- **Lagerung:** Es ist keine besondere Lagerung erforderlich.
- **Magensonde:** Eine Magensonde wird nicht gelegt. Gastrofix belassen, bis Trinkversuche ohne Erbrechen toleriert werden.
- **Oraler Kostaufbau:** Nach dem ersten Abführen; schluckweiser Beginn mit Tee.
- **Abführen:** Ab dem 8. postoperativen Tag mit i. v. Abführmaßnahmen (Panthenol, Prostigmin) beginnen, falls bis dahin kein Stuhlgang erfolgt ist.
- **Drainagen:** Die Redon-Drainage wird am 2. postoperativen Tag entfernt.
- **Besonderheiten:**
  - Splints 3-mal täglich anspülen, nach Bedarf auch Cystofix 3-mal täglich mit NaCl-Lösung (Faltenbalgflasche) anspülen;
  - Antibiose: Art und Dauer nach Angabe des Operateurs.

43.2   Therapie des TUR-Syndroms

Es drohen folgende **Komplikationen:**
- Kreislaufüberlastung mit Linksherzinsuffizienz und Lungenödem,
- Myokardischämie,
- zerebrale Störungen (Wasserintoxikation mit Hirnödem),
- Hämolyse,
- Gerinnungsstörungen mit entsprechendem Blutverlust.

Sofortmaßnahmen:
- symptomatische Therapie zur Stabilisierung der Vitalfunktionen;
- EKG-Analyse;
- Berechnung des Wasserüberschusses:

$$\text{Wasserüberschuss} = \frac{Na_{soll} - Na_{ist}}{Na_{soll}} \times 0{,}6 \times kg\ KG.$$

  Korrektur des Wasserüberschusses bis zum nächsten Morgen zu 50 – 100 % durch diuretische Maßnahmen;
- bei einer Natriumkonzentration von < 120 mmol/Liter gegebenenfalls auch Natriumsubstitution: Na^+-Bedarf (mmol/Liter) = $(120 - Na^+_{ist}) \times kg\ KG \times 0{,}2$ (10 ml NaCl 10 % = 16 mmol);
- maximale Geschwindigkeit zur Anhebung des Serumnatriumspiegels: 1 mmol/Liter/Stunde.

> **!** Bei zu rascher Korrektur des Natriumspiegels besteht die Gefahr der zentralen pontinen Myelinolyse.

Anhang

44 Grenzen der Intensivmedizin

44.1 Problemstellung

Der Ausfall einer oder mehrerer Vitalfunktionen bedeutet unter den Bedingungen der Intensivmedizin nicht den unmittelbar oder mittelbar folgenden Tod des Patienten. Vielmehr können gestörte Vitalfunktionen für längere Zeit künstlich aufrechterhalten werden. Diese Zeit reicht in vielen Fällen aus, um das Grundleiden zu behandeln und das Leben des Patienten zu retten.

Ist die kausale Behandlung des Grundleidens allerdings aussichtslos, stellt sich die Frage nach dem Sinn der Fortsetzung der Intensivtherapie. Automatisch miteinbezogen in dieses Problem sind:

- Frage nach Sinn und Ziel der ärztlichen Tätigkeit,
- Frage nach den gesetzlichen Grenzen der ärztlichen Behandlungspflicht,
- Reflexion über den Sinn des menschlichen Lebens (z. B. Wert des menschlichen Lebens ohne Bewusstsein),
- Notwendigkeit des juristischen Schutzes der Persönlichkeit, insbesondere des Selbstbestimmungsrechts,
- Finanzierbarkeit teurer medizinischer Maßnahmen (Verteilungsgerechtigkeit beschränkter Mittel),
- ständige Weiterentwicklung der Intensivmedizin (Grenzen von 1980 entsprechen nicht die Grenzen von 2005! Manche Therapiefortschritte sind durch Grenzüberschreitungen zustande gekommen!),
- Definition des Todes und des Todeszeitpunkts.

44.2 Definition des Todes

Im **biologischen Sinn** ist der Tod kein plötzlich eintretendes Ereignis, sondern ein sich in Stufen vollziehender Vorgang, der vom irreversiblen Ausfall einzelner Organe über den Untergang großer Zellverbände bis zum Absterben der letzten Körperzelle reicht (biologischer Tod).

Im **gesellschaftlichen Sinn** bedeutet der Tod das Ende der Rechtspersönlichkeit und damit auch das Ende des besonderen Schutzes, den die Rechtsordnung ihr gewährt. Im Interesse der Rechtssicherheit bedarf es daher eindeutiger Kriterien und einer eindeutigen Abgrenzung zwischen Leben und Tod.

Medizinisch und juristisch ist der Tod des Individuums durch den **Organtod des Gehirns** definiert. Diese Definition ist durchaus willkürlich und beruht auf der Sichtweise, dass sich menschliches Leben in seinen geistigen Funktionen manifestiert. Daneben dient diese Definition der Schaffung rechtlicher Grundlagen für die Transplantationsmedizin.

Nach geltendem Recht ist also im Fall künstlich aufrechterhaltener Vitalfunktionen die Todesdefinition gleich der Definition des Hirntodes und damit eine Frage der Hirntoddiagnostik (s. Kap. 36.1).

44.3 Grenzen ärztlicher Behandlungspflicht

Rechtlich und berufsethisch muss die **„bestmögliche Hilfe"** geleistet werden. Diese Verpflichtung endet erst mit dem Tod des Patienten, das heißt *grundsätzlich* müssen die zur Verfügung stehenden Behandlungsmöglichkeiten ausgeschöpft werden.

„Ist eine Lebensrettung nicht möglich, so muss der Arzt sich um eine Lebensverlängerung bemühen. Eine infauste Prognose allein rechtfertigt somit keinesfalls den Verzicht auf intensivmedizinische Maßnahmen" (Opderbecke u. Weissauer 1981).

Diese Aussage wird nach unserer Rechtsprechung aber nicht als Forderung nach einer „Lebensverlängerung um jeden Preis" aufgefasst. Die Grenzen der ärztlichen Behandlungspflicht sind dort erreicht, wo es **nicht mehr um eine Verlängerung des Lebens, sondern um eine Verlängerung des Sterbens** geht und intensivmedizinische Maßnahmen nicht mehr die „bestmögliche Hilfe" für den Patienten darstellen. Auch das Unterlassen einer Therapie kann für den Patienten die „bestmögliche Hilfe" sein.

> Der Arzt hat nur den Beurteilungsspielraum, über den Wert oder Unwert einer Behandlungsmethode in ihrer Anwendung auf den konkreten Fall zu entscheiden. Er darf nicht ein Urteil aus eigener Lebensauffassung über Wert oder Unwert des Lebens seines Patienten fällen. Die Entscheidung, ob eine Lebensverlängerung für den Patienten sinnvoll oder weniger sinnvoll ist, steht dem Arzt nicht zu.

44.4 Einwilligung des Patienten

Diese ist im Prinzip für intensivmedizinische Maßnahmen genauso erforderlich wie für jeden anderen Eingriff in die Körperintegrität, das heißt die Verweigerung einer lebensverlängernden Behandlung durch den Patienten muss der Arzt respektieren, auch wenn ihm die Motive des Patienten nicht nachvollziehbar erscheinen. Bekanntestes Beispiel ist die Respektierung der Verweigerung von Bluttransfusionen durch Zeugen Jehovas.

> Bei Selbstmördern macht die Rechtsprechung eine Ausnahme, das heißt nach einem fehlgeschlagenen Selbsttötungsversuch besteht die ärztliche Behandlungspflicht für den durch den Selbsttötungsversuch entstandenen gesundheitlichen Schaden.

De facto stößt die rechtswirksame Einwilligung in intensivmedizinische Maßnahmen häufig auf 2 elementare Schwierigkeiten:
- die erforderliche 100%ige Aufklärung des Patienten angesichts einer infausten Erkrankung,
- die Einschränkung der freien Willensfähigkeit im Grenzbereich zwischen Leben und Tod bzw. bei unvorhergesehenem Ereignis (Unfall).

In diesen Fällen bleibt keine andere Möglichkeit, als sich nach dem **„mutmaßlichen Willen"** des Patienten zu richten, wobei in aller Regel davon ausgegangen wird, dass der Patient im Fall einer Lebensbedrohung die Anwendung aller zur Verfügung stehenden therapeutischen Möglichkeiten wünscht.

> **!** Die Angehörigen können dem Arzt zwar helfen, sich über den mutmaß-lichen Willen des Patienten ein Bild zu machen, an seiner Stelle entschei-den können und dürfen sie aber nicht. An dieser Stelle werden in der Pra-xis die meisten Fehler gemacht, indem der Arzt sich aus prognostischer (und damit eigener!) Unsicherheit mit der Frage eines Therapieverzichts oder -abbruchs an die Angehörigen wendet bzw. diesen (unbewusst) eine Entscheidung aufzubürden versucht.

Mehr und mehr gewinnt in Deutschland die zu einem früheren Zeitpunkt vorberei-tete schriftliche Erklärung eines Patienten (**Patientenverfügung**) an Bedeutung, in der etwa lebensverlängernde Maßnahmen bei Aussicht auf eine schwere Behin-derung etc. abgelehnt werden. Die noch vor einigen Jahren im Mittelpunkt stehende Frage, ob ein Patient zum Zeitpunkt des Intensivbehandlungsbeginns seine früher gemachte Aussage unter den akut vorliegenden Umständen bestätigen würde oder nicht, verliert unter dem Druck der öffentlichen Diskussion an Bedeutung. In ande-ren Ländern (z. B. Dänemark, USA) haben Patientenverfügungen schon lange einen hohen und für den Arzt verbindlichen Stellenwert.

44.5 Sterbehilfe

Sterbehilfe ist als „Hilfe beim Sterben" sowohl juristisch als auch ethisch ärztliche Pflicht.
Passive Euthanasie ist als der Verzicht auf die Einleitung oder Fortsetzung lebensverlängernder Maßnahmen unter eng umschriebenen, oben genannten Voraussetzungen gerechtfertigt und mit der Rechtsordnung vereinbar.
Aktive Euthanasie, das heißt die beabsichtigte Lebensverkürzung durch eine aktive Handlung („Hilfe zum Sterben") ist – aus welchen Motiven und unter wel-chen Umständen sie auch immer geschehen mag – nach dem deutschen Straf-gesetzbuch ein **Tötungsdelikt**. Dies gilt auch für die Tötung auf ernstes Verlangen des Patienten.

44.6 Therapieabbruch/-verzicht

Die Unterscheidung der unter oben genannten Bedingungen zulässigen passiven Euthanasie und der (bei uns strafbaren) aktiven Euthanasie erscheint auf den ersten Blick im praktischen Handeln auf der Intensivstation nicht ganz einfach: Während der **Therapieverzicht** eindeutig „passiv" anmutet, stellt sich die Frage, wie beispiels-weise das Abschalten des Respirators zu beurteilen ist. Laut überwiegender (aber nicht ganz einhelliger) juristischer Meinung handelt es sich dabei um einen Fall der passiven Euthanasie. Dies wird damit begründet, dass dort, wo ein medikamentöser Behandlungsabbruch zulässig wäre, auch ein technischer Behandlungs-abbruch (der aktives Tun, nämlich das Abschalten eines Gerätes erfordert) zulässig sein muss, weil zwischen beiden keine logischen Unterschiede bestehen.

Für die Zulässigkeit eines Abbruchs technischer Behandlungsverfahren im Rahmen der passiven Euthanasie spricht vor allem, dass häufig nicht a priori, sondern erst nach Beginn des Therapieversuchs zu entscheiden ist, ob diese Therapie für den Patienten die „bestmögliche Hilfe" darstellt oder nicht. Wenn der Abbruch einer medizinischen Therapie „schwerer" wäre als der Therapieverzicht, könnte dies dazu führen, dass allein aus diesem Grund von Therapieversuchen Abstand genommen wird.

Trotz dieser logischen Betrachtungen bleibt festzuhalten, dass bei einer Befragung zwei Drittel aller Ärzte angaben, gefühlsmäßig weniger Schwierigkeiten zu haben, auf eine therapeutische Maßnahme zu verzichten als eine begonnene Maßnahme abzubrechen. Die Ursache hierfür liegt in der prognostischen Unsicherheit, das heißt in der Angst, das Leben eines Patienten zu beenden, obwohl dieser vielleicht doch noch eine Chance hat. Aus diesem Grund wird in der Praxis die **Therapiereduktion** häufig stufenweise vollzogen. Die erste Entscheidung besteht meist darin, auf eine kardiopulmonale Wiederbelebung zu verzichten („Do not resuscitate", DNR). Die zweite Stufe der Therapieeinschränkung umfasst dann den Verzicht auf zusätzliche Interventionen, z.B. Steigerung der Beatmungstherapie, Ausweitung der Katecholamintherapie oder Einsatz der Hämofiltration. Erst zuletzt werden in der Regel bereits begonnene Therapieverfahren abgebrochen, z.B. die Beatmung.

Nur ausnahmsweise steht der Therapieabbruch am Anfang des Sterbenlassens. Ein typisches Beispiel dafür ist die nicht beherrschbare Blutung, bei der auf weitere Substitution von Blutprodukten verzichtet wird.

44.7 Verhalten bei Therapieabbruch

Bedeutet die Anwendung oder Fortsetzung lebenserhaltender Maßnahmen nicht mehr „bestmögliche Hilfe", so ist damit die ärztliche und pflegerische Hilfeleistungspflicht keineswegs beendet. Vielmehr bedeutet dieser Verzicht für alle Behandelnden die Verpflichtung, sich dem Patienten vermehrt zuzuwenden und alles zu tun, um dem Kranken weiterhin bestmögliche Hilfe zu leisten. Hierzu gehören als selbstverständlich humanitäre Verpflichtungen:

- Aufrechterhaltung einer adäquaten Grundpflege,
- Weiterführen von persönlichen Kontakten, soweit möglich,
- Flüssigkeitsersatz und basale Nährstoffzufuhr (sollte auf der Intensivstation keine Frage sein, hat aber im Langzeitverlauf z.B. apallischer Menschen in letzter Zeit zu großer Rechtsunsicherheit und ausgedehnten Diskussionen geführt),
- Schmerzlinderung und notwendigenfalls psychische Dämpfung,
- Sicherstellung von Harnblasen- und Darmentleerung,
- Sorge für freie Atemwege.

45 Meldepflichtige Erkrankungen

45.1 Krankheitsverdacht, Erkrankung und Tod

- Botulismus,
- Cholera,
- Enteritis infectiosa:
  - Salmonellose,
  - übrige Formen einschließlich mikrobiell bedingter Lebensmittelvergiftung,
- Fleckfieber,
- Lepra,
- Milzbrand,
- Ornithose,
- Paratyphus A, B und C,
- Pest,
- Poliomyelitis,
- Rückfallfieber,
- Shigellenruhr,
- Tollwut,
- Tularämie,
- Typhus abdominalis,
- virusbedingtes hämorrhagisches Fieber.

45.2 Erkrankung und Tod

- Brucellose,
- Diphtherie,
- Gelbfieber,
- Leptospirose:
  - Morbus Weil,
  - übrige Formen,
- Malaria,
- Meningitis und Enzephalitis,
- Q-Fieber,
- Rotz,
- Trachom,
- Trichinose,
- Tuberkulose (aktive Form)
  - der Atmungsorgane und
  - der übrigen Organe,
- Virushepatitiden:
  - Hepatitis A,
  - Hepatitis B,
  - nicht bestimmbare, übrige Formen,
- anaerobe Wundinfektionen:
  - Gasbrand und Gasödem,
  - Tetanus.

45.3 Tod

- Influenza (Virusgrippe),
- Keuchhusten,
- Masern,
- Puerperalsepsis,
- Scharlach.

45.4 Ausscheider

- Choleravibrionen,
- Salmonellen:
    - S. typhi,
    - S. paratyphi A, B, und C,
- Shigellen

45.5 § 8 BseuchG (Bundesseuchengesetz)

„Wenn durch Krankheitserreger verursachte Erkrankungen in … Krankenhäusern … **nicht nur vereinzelt** auftreten (Ausbruch), so sind diese Erkrankungen unverzüglich als Ausbruch zu melden, es sei denn, dass die Erkrankten schon vor der Aufnahme an diesen Krankheiten erkrankt oder dessen verdächtigt waren …"
  Meldepflichtige Personen laut BseuchG sind:
- „… der behandelnde oder sonst hinzugezogene Arzt",
- „… in Krankenhäusern … der leitende Abteilungsarzt".

46   Postexpositionsprophylaxe gegenüber Hepatitis B, Hepatitis C und HI-Viren

46.1   Infektionsrisiko

Nadelstichverletzungen des intensivmedizinischen Personals sind nicht selten. Dabei stellen sich immer wieder die Fragen nach der Höhe des Infektionsrisikos für den Betroffenen und den einzuleitenden (Sofort-)Maßnahmen. Auch wenn das Infektionsrisiko häufig überschätzt wird, ist nach einer beruflichen Exposition ein gezieltes und strukturiertes (und manchmal rasches) Vorgehen erforderlich Die folgenden Angaben stammen überwiegend aus einer Übersichtsarbeit aus dem Deutschen Ärzteblatt (Sarrazin et al. 2005).

- Das Infektionsrisiko nach einer Stichverletzung mit einer Hohlnadel beträgt für die Hepatitis B 30 %, für die Hepatitis C 1,5 – 3 % und für die HIV-Infektion 0,03 – 5 %.
- Das Infektionsrisiko ist durch die Stichverletzung mit einer blutgefüllten Hohlnadel am höchsten und deutlich niedriger bei Stichverletzungen mit Nadeln, die nur zur Injektion verwendet wurden, oder mit Nadeln ohne Hohlraum.
- Grundsätzlich besteht auch ein Risiko bei Schleimhautkontakt oder bei Kontakt nicht intakter Haut mit infektiösem Material. Dieses Risiko ist aber nochmals geringer.
- Eine Infektion über kontaminierte Oberflächen ist für die Hepatitis B denkbar, dagegen für die Hepatitis C und die HIV-Infektion extrem selten.

46.2   Vorgehen nach Exposition

- Einleitung eines Durchgangsarztverfahrens;
- serologische Untersuchung des Patienten: HBs-Antigen, Anti-HCV-Antikörper, Anti-HIV-Antikörper (Bei Nachweis von HBs-Antigen ist der HBV-DNA-Wert ein Maß für die Infektiosität.);
- serologische Untersuchung des Betroffenen: HBs-Antigen, Anti-HBs-Antikörper, Anti-HBc-Antikörper, Anti-HCV-Antikörper, Anti-HIV-Antikörper.

Exposition gegenüber Hepatitis-B-Virus

Bei einem HBs-Antigen-positiven Patienten ist das weitere Vorgehen vom Impfstatus des Betroffenen abhängig. Ist der Patient HBs-Antigen-negativ, erübrigen sich weitere Maßnahmen (Tab. 46.**1**).

Ist eine Impfung oder Immunglobulingabe erforderlich, sollte diese innerhalb von 24 Stunden nach der Exposition erfolgen.

Tabelle 46.**1** Empfehlungen der Ständigen Impfkommission des Robert-Koch-Instituts für die Postexpositionsprophylaxe nach Kontakt mit Hepatitis-B-Virus

Anti-HBs-Antikörper-Titer des Betroffenen	Hepatitis-B-Impfung	Hepatitis-B-Immun-globulin-Gabe
≥ 100 IE/Liter*	Nicht erforderlich	Nicht erforderlich
10 – 100 IE/Liter	Erforderlich	Nicht erforderlich
< 10 IE/Liter	Erforderlich	Erforderlich
Nicht innerhalb von 48 Stunden zu bestimmen	Erforderlich	Erforderlich

* Es genügt der Nachweis eines solchen Spiegels innerhalb der vorangegangenen 12 Monate oder der dokumentierte Erfolg einer Impfung innerhalb der vorangegangenen 5 Jahre.

Exposition gegenüber Hepatitis-C-Virus

- Jeder Anti-HCV-positive Patient ist potenziell infektiös. Eine HBC-RNA-Bestimmung beim Patienten erübrigt sich daher.
- Eine frische Hepatitis-C-Infektion wird durch den Nachweis von HBC-RNA gesichert, welche bereits 10 Tage nach einer Infektion nachweisbar ist.
- Fällt beim Betroffenen der sofort durchgeführte Anti-HCV-Test positiv aus, muss ein HCV-RNA-Test angeschlossen werden. Ist dieser negativ, spricht dies für eine alte, ausgeheilte Hepatitis-C-Infektion, und der Betroffene muss wie bei Anti-HCV-Negativität nachbeobachtet werden.
- Die Nachbeobachtung besteht bei Anti-HCV-negativen Betroffenen
    – in der Kontrolle des Anti-HCV-Status nach 3 und 6 Monaten und/oder bei höherem Sicherheitsbedürfnis (und einer Klärung der Kostenübernahme)
    – in der Bestimmung von HCV-RNA nach 2 – 4 Wochen oder auch später bei einer Serokonversion.
- Bei primär Anti-HCV-positiven Betroffenen erfolgt eine Kontrolle der HCV-RNA zu den genannten Zeitpunkten.
- Bei Nachweis einer frischen Hepatitis-C-Infektion, insbesondere einer asymptomatischen, sollte innerhalb der ersten 3 Monate nach der Infektion eine **Interferon-Monotherapie** initiiert werden, da auf diese Weise eine Chronifizierung der HCV-Infektion in den meisten Fällen verhindert werden kann.

Exposition gegenüber HI-Virus

- Das Risiko für eine HIV-Infektion hängt sehr vom Übertragungsweg ab und reicht von 0,03 % bei einer Schleimhautexposition gegenüber HIV-haltigem Material, über 1,5 % bei einer Kanülenverletzung bis zu 5 % bei einer sehr tiefen Schnittverletzung.

- Bei bekannter HIV-Positivität des Patienten erfolgt die Bestimmung seiner Viruslast und der CD4-Zell-Zahlen, bei nicht bekanntem HIV-Status die Durchführung eines HIV-Schnelltests (erfordert die Einwilligung des Patienten).
- Als Nachbeobachtung eines Betroffenen wird ein HIV-Test in Abständen von 6, 12 und 24 Wochen nach der Exposition empfohlen.
- Die Durchführung einer 4-wöchigen Postexpositionsprohylaxe wird bei HIV-Kontakten mit hohem Risiko, also ab einer Stichverletzung mit einer mit Blut gefüllten Hohlnadel, empfohlen.
- Problematisch ist, dass mit der medikamentösen Prophylaxe innerhalb von 24 Stunden (besser 2 Stunden) begonnen werden muss. Ein Prophylaxebeginn nach > 72 Stunden nach einer Exposition wird nicht empfohlen.

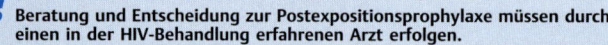

Beratung und Entscheidung zur Postexpositionsprophylaxe müssen durch einen in der HIV-Behandlung erfahrenen Arzt erfolgen.

- Ist an Wochenenden oder in der Nacht kein Experte verfügbar, wird empfohlen, mit der Prophylaxe zu beginnen und diese dann gegebenenfalls wieder abzubrechen. Hinweise des Robert-Koch-Instituts zur HIV-Postexpositionsprophylaxe finden sich aktuell unter http://www.rki.de/cln_011/nn_334588/DE/Content/InfAZ/H/HIVAIDS/Prophylaxe/Leitlinien/kurzfassung.html. Sie sind im Folgenden wiedergegeben:
  - Zidovudin plus Lamivudin, entweder als Combivir (2-mal 300 mg/150 mg) oder als Retrovir (2-mal 250 mg) plus Epivir (2-mal 150 mg oder 1-mal 300 mg), kombiniert mit
  - Nelfinavir (Viracept; 2-mal 1250 mg) oder
  - Indinavir (Crixivan; 3-mal 800 mg) oder
  - Lopinavir (Kaletra; 2-mal 400 mg/100 mg) oder
  - Efavirenz (Sustiva/Stocrin; 1-mal 600 mg).

47 Perfusoren

Medikament	Dosis/50 ml	Richtdosis (ml/Stunde)
Ajmalin	250 mg (unverdünnt)	2 – 6
Amiodaron	900 mg	2 – 6
Captopril	7,5 mg	2 – 6
Clonidin	1,5 mg	2 – 8
Clonidin/Dihydralazin	750 µg + 125 mg	4 – 8
Dihydralazin	125 mg	2 – 10
Dobutamin	250 oder 500 mg	2 – 15
Dopamin	100 oder 250 mg	2 – 6
Enoximon	200 mg/40 ml (unverdünnt)	4 – 12
Fentanyl	1,5 oder 2,5 mg	2 – 6
Furosemid	100, 250 oder 500 mg	2 – 4
γ-Hydroxybuttersäure	10 g	2 – 8
Glukose/Insulin	50 ml 40 %/8 IE	20 – 50
Heparin (unfraktioniert)	5000 – 40.000 IE	2 – 4
Hydrokortison	100 oder 200 mg	2 – 4
Insulin (Altinsulin)	50 oder 100 IE	0,5 – 8
Ketamin	1 g	4 – 10
Nifedipin	5 mg (unverdünnt)	2 – 20
Nimodipin	10 mg (unverdünnt)	2 – 10
Nitroglyzerin	50 mg (unverdünnt)	2 – 10
Noradrenalin	3, 6 oder 12 mg	2 – 10
Orciprenalin	5 mg	2 – 6
Phenytoin	750 mg	2 – 4
Propranolol	50 mg (unverdünnt)	2 – 6
Propofol	500 mg (1 %; unverdünnt)	2 – 20
Prostazyklin	500 µg	2 – 8
Thiopental	0,5 oder 1 g	8 – 15
Theophyllin	500 mg	3 – 6
Urapidil	100 mg/50 ml	2 – 5
Valproinsäure	1200 mg/50 ml	2 – 4
Verapamil	50 mg	2 – 6

48 Abkürzungsverzeichnis

ARDS	Adult respiratory distress syndrome
ARI	Akute respiratorische Insuffizienz
ASB	Augmentierte Spontanatmung
BIPAP	Biphasischer positiver Atemwegsdruck
CFI	Kardialer Funktionsindex
CI	Kardialer Index
CPAP	Kontinuierlicher positiver Atemwegsdruck
CPP	Zerebraler Perfusionsdruck
CVVH	Kontinuierliche venovenöse Hämofiltration
CVVHD	Kontinuierliche venovenöse Hämodialyse
CVVHDF	Kontinuierliche venovenöse Hämodiafiltration
CX	Ramus circumflexus der linken Herzkranzarterie
EVLW	Extravaskuläres Lungenwasser
FiO$_2$	Inspiratorische Sauerstoffkonzentration
HZV	Herzzeitvolumen
ICP	Intrakranieller Druck
IPPV	Intermittierende Überdruckbeatmung
LCT	Langkettige Triglyceride
MAP	Arterieller Mitteldruck
MCT	Mittelkettige Triglyceride
PAP(m)	Pulmonalarterieller (Mittel)druck
PAWP	Pulmonalarterieller Verschlussdruck
PEEP	Positiver endexspiratorischer Atemwegsdruck
PVR(I)	Pulmonalvaskulärer Widerstand(sindex)
RCA	Rechte Herzkranzarterie
RIVA	Ramus interventricularis anterior der linken Herzkranzarterie
SaO$_2$	Arterielle Sauerstoffsättigung
SIMV	Synchronisierte intermittierende mandatorische Beatmung
SvO$_2$	Gemischtvenöse Sauerstoffsättigung
SVR(I)	Systemischer Widerstand(sindex)
VO$_2$	Sauerstoffverbrauch
ZVD	Zentraler Venendruck

49 Literaturverzeichnis

ACCP/SCCM Consensus Conference Committee. Definition for sepsis and organ failure and guidelines for the use of innovative therapies in sepsis. Crit Care Med. 1992; 20: 864–874.

Arabi Y, Haddad S, Giridhar H. The Impact of tracheostomy timing on ICU length of stay. Crit Care Med. 2004; 32: 402.

Bein T, Prasser C, Philipp A, Müller T, Weber F, Schlitt HJ, Schmid FX, Taeger K, Birnbaum D. Pumpenfreie extrakorporale Lungenunterstützung mit arteriovenösem Shunt beim schweren akuten Lungenversagen des Erwachsenen. Anästhesist. 2004; 53: 813–819.

Bernard GR, Artigas A, Brigham KL, Carlet J, Falke K, Hudson L, Lamy M, Legall JR, Morris A, Spragg R. The American-European Consensus Conference on ARDS. Definitions, mechanisms, relevant outcomes, and clinical trial coordination. Am J Respir Crit Care Med. 1994; 149: 818–824.

Bernard GR, Vincent JL, Laterre PF, LaRosa SP, Dhainaut JF, Lopez-Rodriguez A, Steingrub JS, Garber GE, Helterbrand JD, Ely EW, Fisher CJ. Recombinant human protein C Worldwide Evaluation in Severe Sepsis (PROWESS) study group. Efficacy and safety of recombinant human activated protein C for severe sepsis. NEJM. 2001; 344: 699–709.

Bolton CF, Gilbert JJ, Hahn AF, Sibbald WJ. Polyneuropathy in critically ill patients. J Neurol Neurosurg Psych. 1984; 47:1223–1231.

Bracken MB, Shepard MJ, Holford TR, Leo-Summers L, Aldrich EF, FazlM, Fehlings M, Herr DL, Hitchon PW, Marshall LF, Nockels RP, Pascale V, Perot PL, Piepmeier J, Sonntag VK, Wagner F, Wilberger JE, Winn HR, Young W. A randomized controlled trial of Methylprednisolone or Naloxone in the treatment of acute spinal chord injury. Jama. 1997; 277: 1597–1604.

Brent GA, Hershman JA. Thyroxine therapy in patients with severe non-thyroidal illnesses and low serum thyroxine concentration. J Clin Endokrinol Metab. 1986; 63: 1–7.

Brochard L, Rauss A, Benito S. Comparison of three methods of gradual withdrawel from ventilatory support during weaning from mechanical ventilation. Am J Respir Crit Care Med. 1994; 150: 896–903.

Burchardi H, Kuhlen R, Schonhofer B, Muller E, Criee CP, Welte T. Konsensus-Statement zu Indikation, Möglichkeiten und Durchführung der nicht-invasiven Beatmung bei der akuten respiratorischen Insuffzienz. Intensivmed. 2001; 38: 611–621.

Byhan C, Westphal K, Zwißler B. Die Punktionstracheotomie. Anästh Intensivmed. 2005; 46: 125–137.

Chastre L, Fagon JY. Ventilator-associated pneumonia. Am J Respir Crit Care Med. 2002; 165: 867–903.

Coleman WP, Benzel D, Cahill DW, Ducker T, Geisler F, Green B, Gropper MR, Goffin J, Madsen PW, Maiman DJ, Ondra SL, Rosner M, Sasso RC, Trost GR, Zeidman S. A critical appraisal of the reporting of the National Acute Spinal Cord Injury Studies (II and III) of methylprednisolone in acute spinal cord injury. J Spinal Disord. 2000; 13: 185–199.

Dietz R, Rauch B. Leitlinie zur Diagnose und Behandlung der chronischen koronaren Herzerkrankung der deutschen Gesellschaft für Kardiologie-, Herz und Kreislaufforschung. Z Kardiol. 2003; 92: 501–521.

Empfehlungen zur Prävention und Kontrolle Katheter – assoziierter Harnwegsinfektionen, Mitteilung der Krankenhaushygiene und Infektionsprävention am Robert-Koch-Institut. Arzneimitteltherapie. 2000; 18: 250–252.

Expertenforum der ständigen Kommission "Intensivmedizin" der DGAI. Monitoring und Therapiekonzepte bei erhöhtem intrakraniellem Druck. Anästhesiologie und Intensivmedizin. 1997; 7/8: 433.

Finfer S, Bellomo R, Boyce N, French J, Myburgh J, Norton R. A comparison of albumin and saline for fluid resuscitation in the intensive care unit. NEJM. 2004; 350: 2247–2256.

Gilbert DN, Eliopoulos GM, Moellering RC, Sande MA. The Sanford guide to antimicrobial therapy. Sperryville: Antimicrobial Therapy Inc; 2004.

Heyland DK, Dhaliwal R, Drover JW, Gramlich L, Dodek P. Canadian clinical practice guidelines for nutrition support in mechanically ventilated, critically ill patients. J Parenter Enteral Nutr. 2003; 27: 355–373.

Honore PM, Jamez J, Wauthier M, Lee PA, Dugernier T, Pirenne B, Hanique G, Matson JR. Prospective evaluation of short-term, high-volume isovolemic hemofiltration on the outcome in patients with intractable circulatory failure resulting from septic shock. Crit Care Med. 2000; 28: 3581–3587.

Hospital Infections Program, Centers for Disease Control and Prevention. National Nosocomial Infections Surveillance (NNIS) report. Am J Infect Control. 1997; 25: 477–487.

Jonge de E, Schultz MJ, Spanjaard L, Bossuyt PM, Vroom MB, Dankert J, Kesecioglu J. Effects of selective decontamination of digestive tract on mortality and acquisition of resistant bacteria in intensive care: a randomised controlled trial. Lancet. 2003; 362: 1011–1016.

Kenet G, Walden R, Eldad A, Martinowitz U. Treatment of traumatic bleeding with recombinant factor VIIa. Lancet. 1999; 354: 1879.

Kollef MH, Sherman G, Ward S. Inadequate antimicrobial treatment of infections. Chest. 1999; 115: 462– 474.

Kong R, Payen D. Controlling sedation rather than sedation controlling you. Clin Intensive Care. 1994; 5: 5–7.

Kopp R, Kuhlen R, Max M, Rossaint R. Evidenzbasierte Medizin des akuten Lungenversagens. Anaesthesist. 2003; 52: 195–203.

Kress JP, Pohlman AS, OConnor MF, Hall JB. Daily interruption of sedative infusions in critically ill patients undergoing mechanical ventilation. N EJM. 2000; 342(20): 1471–1477.

Lachmann B. Open the lung and keep the lung open.Intensive Care Med. 1992; 18: 319–321.

Leitlinien der Deutschen Gesellschaft für Anästhesiologie und Intensivmedizin (DGAI). Rückenmarknahe Regionalanästhesien und Thromboembolieprophylaxe/Antikoagulation. Anästhesiologie und Intensivmedizin. 2003; 44: 218–230.

Leroy O, Georges H, Boussekey N. Diagnosis and therapy of ventilator-associated pneumonia. Intern J Intensive Care. 2005; 12: 131–137.

Martin J, Schleppers A, Fischer K, Junger A, Klöss T, Schwilk B, Pützhofen G, Bauer M, Krieter H, Reinhart K, Bause H, Kuhlen R, Heinrichs W, Burchardi H, Waidhas C. Kerndatensatz Intensivmedizin: Mindestinhalte im Bereich der Intensivmedizin. Anaesth Intensivmed. 2004; 45: 207–216.

Martinowitz U, Michaelson M. Guidelines for the use of recombinant activated factor VII (rFVIIa) in uncontrolled bleeding: a report by the Israeli Multidisciplinary rFVIIa Task Force. Thromb Haemost. 2005; 3: 1–9.

Murray JF, Matthay MA, Luce JM, Flick MR. An expanded definition of the adult respiratory distress syndrome. Am Rev Respir Dis. 1988; 138: 720–723.

Napolitano LM. Hemofiltration in sepsis: Additional supportive evidence. Crit Care Med. 2001; 29: 1485–1486.

Niemer M. Herz/Kreislauf. In: Niemer M, Nemes C, Lundsgaard-Hansen P, Blauhut B. Datenbuch Intensivmedizin. Stuttgart-Jena-New York: Gustav Fischer Verlag; 1992; 470.

Olschowski P, Schwuchow J, Dölp R, Walter U, Klotz JM. Untersuchung zur Epidemiologie der Polyneuropathie bei Intensivpatienten. Anästh Intensivmed. 1997; 38: 150–157.

Opderbecke HW, Weissauer W. Grenzen zwischen Leben und Tod. Aus: Lawin P. Praxis der Intensivbehandlung. Stuttgart: Thieme, 1989: 3.1–3.7.

Perel A, Segal E, Pizov R. Assessment of cardiovascular function by pressure waveform analysis. In: Update in Intensive Care and Emergency Medicine. Berlin-Heidelberg-New York-London-Paris-Tokyo: Springer-Verlag; 1989; 541.

Prävention der nosokomialen Pneumonie. Mitteilung der Kommission für Krankenhaushygiene und Infektionsprävention am Robert-Koch-Institut. Bundesgesundheitsbl-Gesundheitsforsch-Gesundheitsschutz 2000; 43: 203–209.

Raghuraman G, Rajan S, Marzouk JK, Mullhi D, Smith FG. Is tracheal stenosis caused by percutaneous tracheostomy different from that by surgical tracheostomy? Chest. 2005; 127: 879–885.

Rivers E, Nguyen B, Havstad S, Ressler J, Muzzin A, Knoblich B, Peterson E, Tomlanovich M. Early goal-directed therapy in the treatment of severe sepsis and septic shock. N Engl J Med. 2001; 345: 1368–1377.

Rumbak MJ, Newton M, Truncale T, Schwartz SW, Adams JW, Hazard PB. A prospective, randomized study comparing early percutaneous dilational tracheotomy to prolonged translaryngeal intubation (delayed tracheotomy) in citically ill medical patients. Crit Care Med. 2000; 32: 1689–1694.

Sarrazin U, Brodt HR, Sarrazin C, Zeuzem S. Prophylaxe gegenüber HBV, HCV und HIV nach beruflicher Exposition. Deutsches Ärzteblatt. 2005; 102:A 2234–2239.

Seiser A, Schwarz S, Brainin M. Critical illness polyneuropathy: Klinik und Langzeitergebnisse. Wien Klin Wochenschr. 1992; 104/10: 294–300.

Thömke F, Marxx JJ, Hundsberger T, Sauer O, Hägele S, Karbasivar F, Weilemann SL. Der myoklonische Status epilepticus nach kardiopulmonaler Reanimation. Ein Beitrag zur Einschätzung der Prognose reanimierter Patienten. Intensivmedizin und Notfallmedizin. 2004; 41: 592–597.

Ullmann DA, Fortune JB, Greenhouse BB, Wimpy RE, Kennedy TM. The treatment of patients with multiple rib fractures using continuous thoracic epidural narcotic infusion. Reg Anesth. 1989;14:43–7.

Van den Berghe G, Schoonheydt K, Becx P, Bruyninckx F, Wouters P. Insulin therapy protects the central and peripheral nervous system of intensive care patients. Neurology. 2005

Van den Berghe G, Wouters P, Weekers F, Verwaest C, Bruynninck F, Schetz M, Vlasselaers D, Ferdinande P, Lauwers P,Bouillon R. Intensive insulin therapy in critically ill patients. NEJM. 2001; 345: 1359–1367.

Vincent JL, de Mendonca A, Cantraine F, Moreno R, Takala J, Suter P, Sprung CL, Colardyn F, Blecher S. Use of the SOFA score to assess the incidence of organ dysfunction/failure in intensive care units: Results of a multicenter, prospective study. Critical Care Medicine. 1998; 26: 1793–1800.

Vincent JL, Dubois MJ, Navickis RJ, Wilkes MM. Hypoalbuminemia in acute illness: is there a rationale for intervention? A meta-analysis of cohort studies and controlled trials. Ann Surg. 2003; 237: 319–334.

Vincent JL: International sepsis forum. Hemodynamic support in septic shock. Intensive Care Med: 2001; 27: 80–92.

Waldhausen E, Keser G. Lähmungen durch Kohlenhydrate unter der Intensivtherapie. Anästhesist. 1991; 40: 332–33.

Warren BL, Eid A, Singer P, Pillay SS, Carl P, Novak I, Chalupa P, Atherstone A, Penzes I, Kubler A, Knaub S, Keinecke HO, Heinrichs H, Schindel F, Juers M, Bone RC, Opal SM; KyberSept Trial Study Group. Caring for the critically ill patient. High-dose antithrombin III in severe sepsis: a randomized controlled trial. JAMA. 2001; 286:1869–78.

Wijdicks EFM. Current concepts: The diagnosis of brain death. NEJM. 2001; 344: 1215–1221.

Wissenschaftlicher Beirat der Bundesärztekammer. Richtlinien zur Feststellung des Hirntodes. Dritte Fortschreibung 1997 mit Ergänzungen gemäß Transplantationsgesetz (TPG). Deutsches Ärzteblatt. 1998; 95: A1861–1868.

Sachverzeichnis